私のマクロビオティックライフ

体と心が自由になる食事

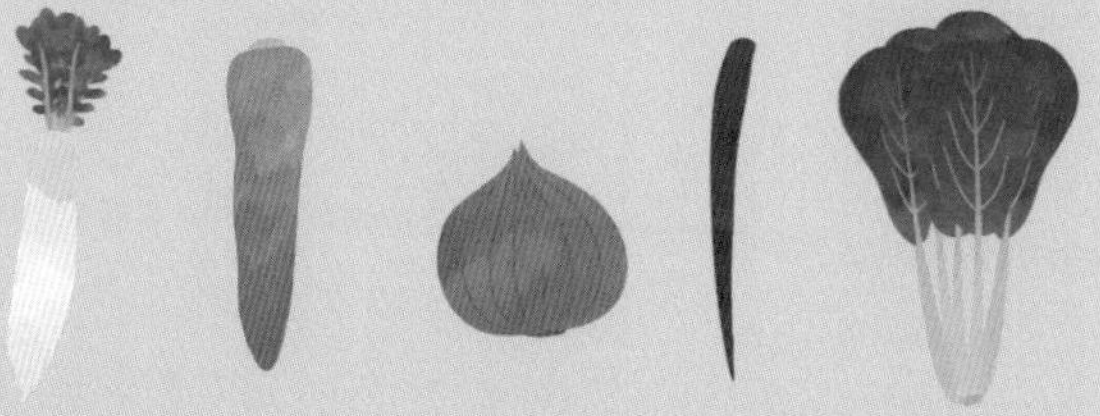

原田 ちほ

東京創作出版

目次

旬と陰陽のレシピ

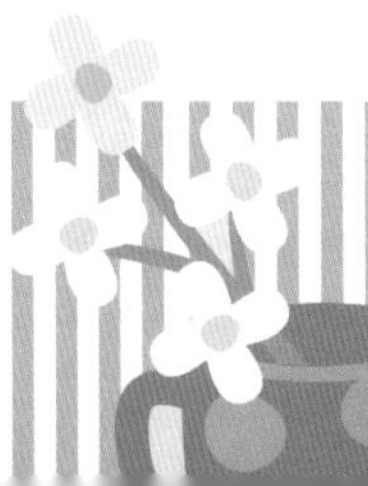

マクロビ基本素材のレシピ

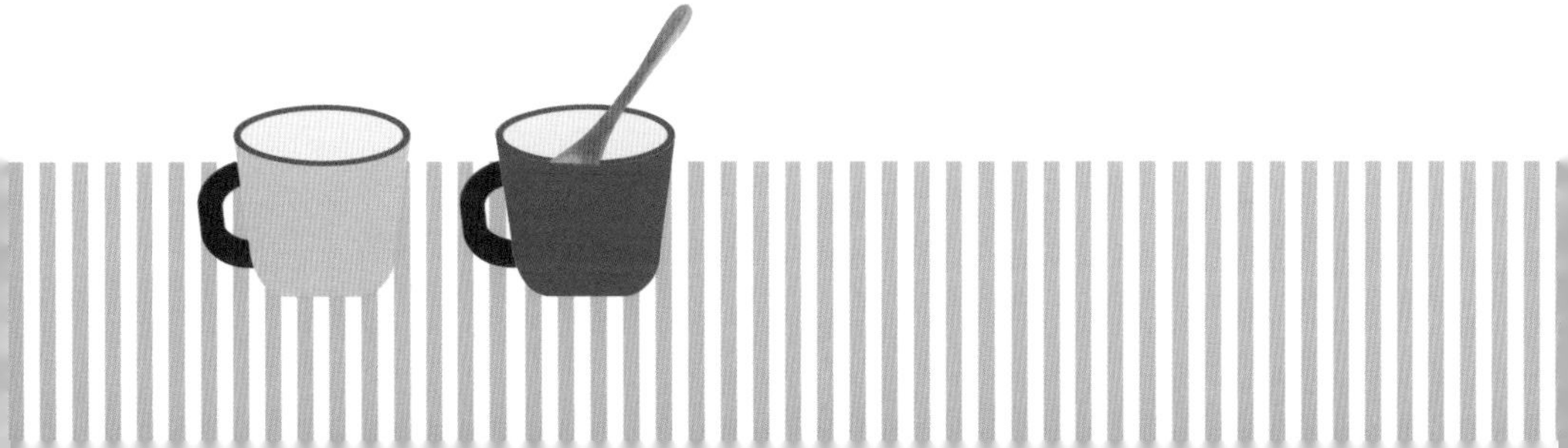

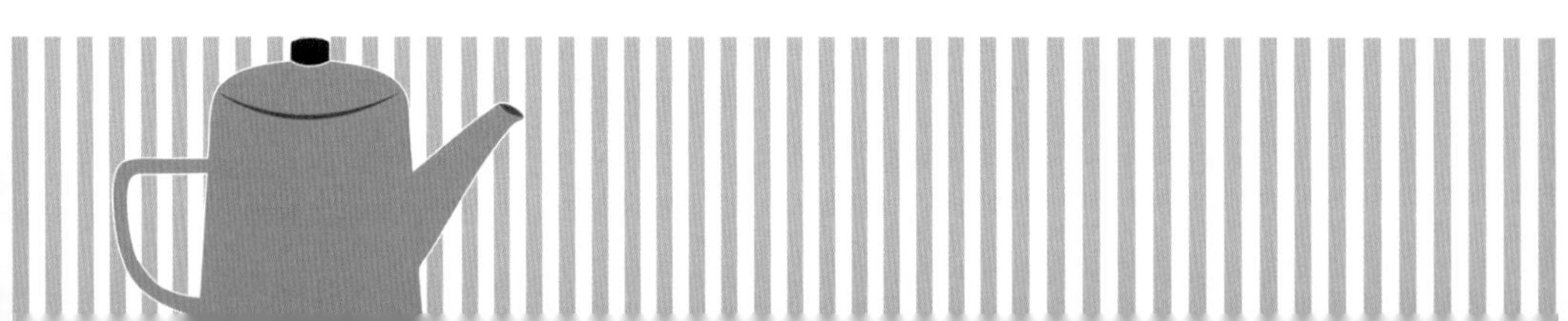

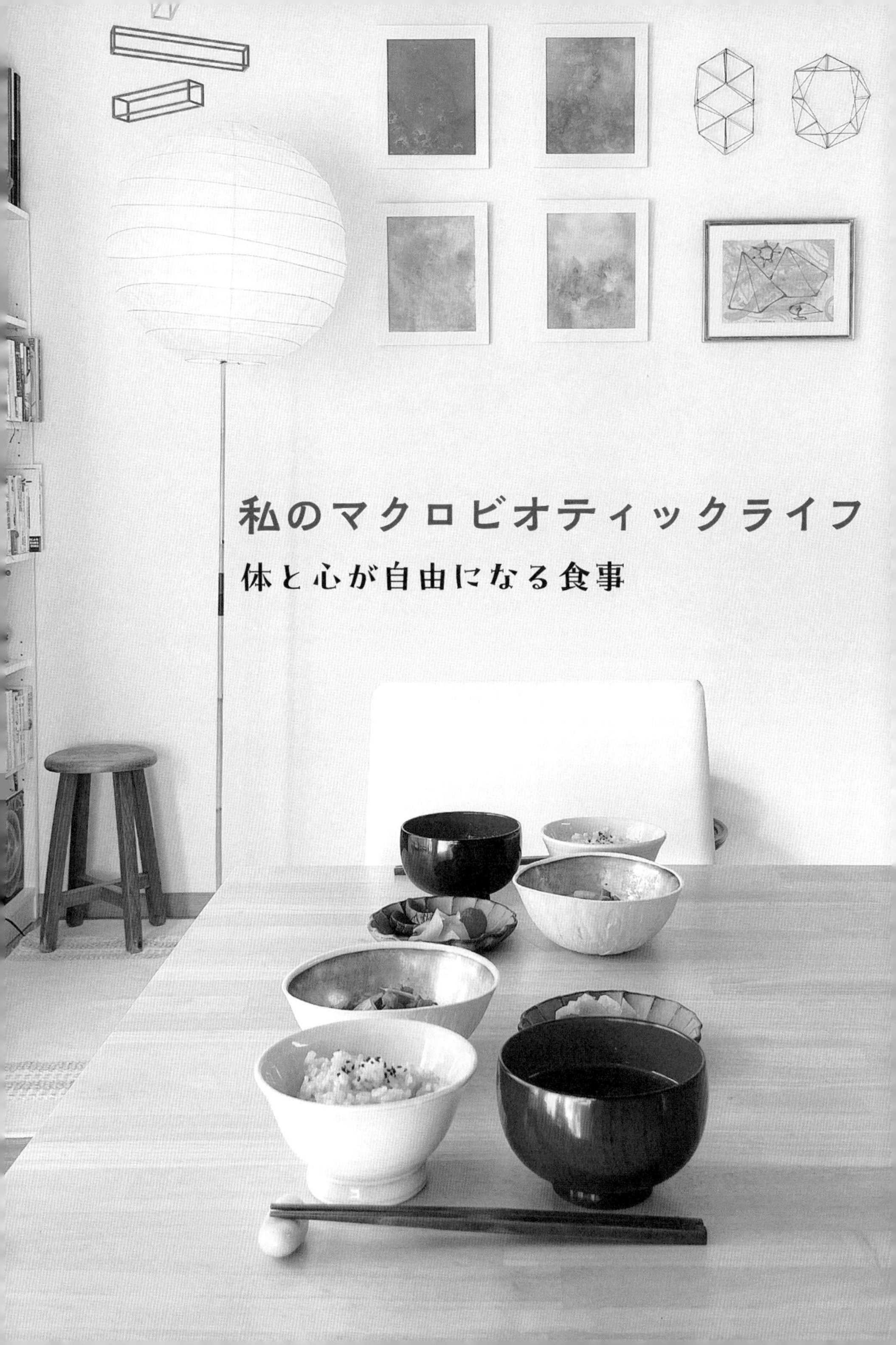

私のマクロビオティックライフ

体と心が自由になる食事

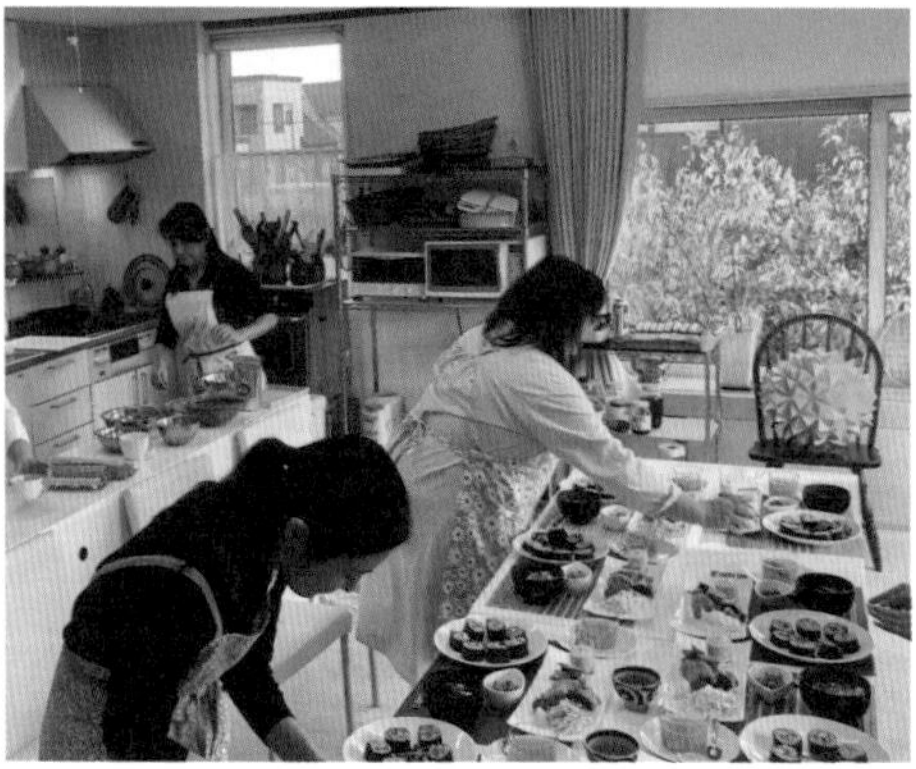

ラタはこんな料理教室です

ラタは札幌でマクロビオティックをメインに教えていた料理教室でした。はじまったのは一九九七年で、二〇二〇年に札幌から鎌倉へと居を移したのを機に二十三年の幕を閉じました。これだけ長く続いたのは、マクロビオティックだけではなく、生活全般に渡って新たな情報を提供してきたこと、そして、まるで女子会のようにワイワイガヤガヤしながらやってきたことが魅力の一つだったからだと思います。

私自身四人の子どもを育てながら、気になる教育のこと、年齢と共に変化する女性の身体のこと、目に見えない不思議なことなど、自分自身の旬な話題で好きなことを語り、そして生徒さんにも語ってもらいながら、マクロビオティックの料理を作って一緒に食べるという二十三年でした。

ラタを好きになってくれた生徒さんはみんな長く在籍してくれて、一番長い人は生まれたばかりの赤ちゃんをおんぶして教室に通って、その赤ちゃんがついこの間お母さんになったというくらい長いのです。

ラタは一年間に一度しか生徒さんを募集しません。毎月一回だけラタに集まり、会えなかった一ヵ月にどんなことを感じ、どんなことに気づいたかを報告してもらいます。料理教室なのに全然違うことからスタートして、あっという間に二時間が過ぎ、みんなのお腹がグーグー鳴りだしてからレシピの説明がやっとはじまるといった具合でした。でもこの二時間のみなさんからの報告がとても大事で、私にとっては大切な

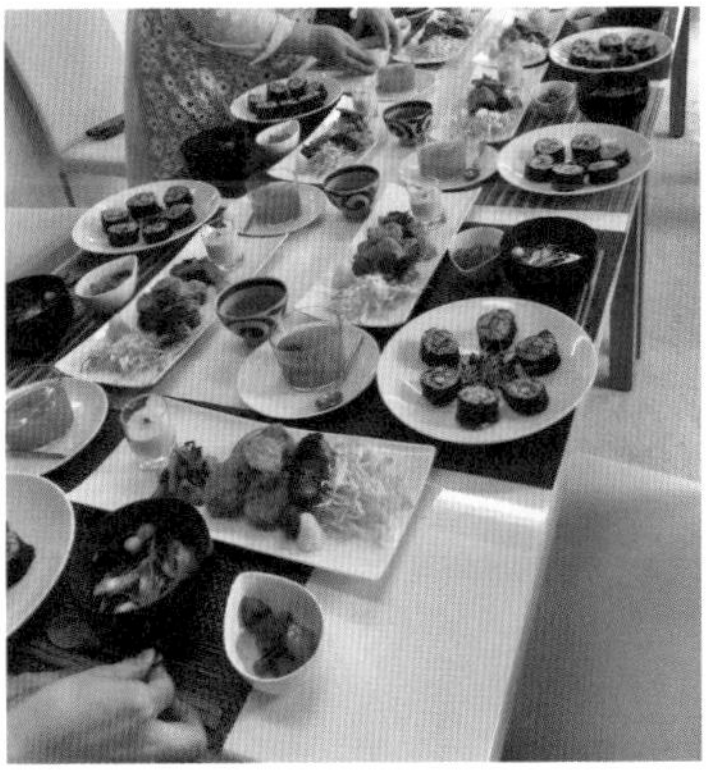

時間でした。会えなかった間の状態がわかることで、今その人に必要なものが何なのかが分かるからです。私なりの、できるだけのアドバイスをする。それがラタの特長でもありました。

何かを創造することは生きる喜びにつながります。そういう視点からみればマクロビオティックも私にとってはアートでした。

子どものころからアートに囲まれて育った私は、十代の頃からドイツのバウハウスやアメリカのブラック・マウンテン・カレッジ(※)に憧れ、感性に触れる教育を受けられる学校が身近にあればどんなに素晴らしいだろうと思って過ごしていました。既存の教育機関には魅力を感じず、自分の個性が窮屈に閉じ込められることに抵抗していました。（※バウハウス…芸術の統合を目指す独自の教育を行う美術学校。ブラック・マウンテン・カレッジ…バウハウスの流れをくむ実験的な芸術を基礎にした芸術学校）

一人一人が持つ個性を、世の中の型から外してみたら、本来その人が持っている光が輝きだすのに…そんなことを夢みながらいろいろ模索していたとき、マクロビオティックに出会ったのです。

マクロビオティックの料理は、とにかくひたすらシンプルな材料のみで料理をするため、野菜の味、調味料の質、そしてそれら素材の味を引き出すための知識がないとおいしく仕上げることが難しい料理です。そのため、素材は無農薬の野菜が当たり前、本物の昔ながらの調味料も当たり前。あとは調理方法がものをいいます。

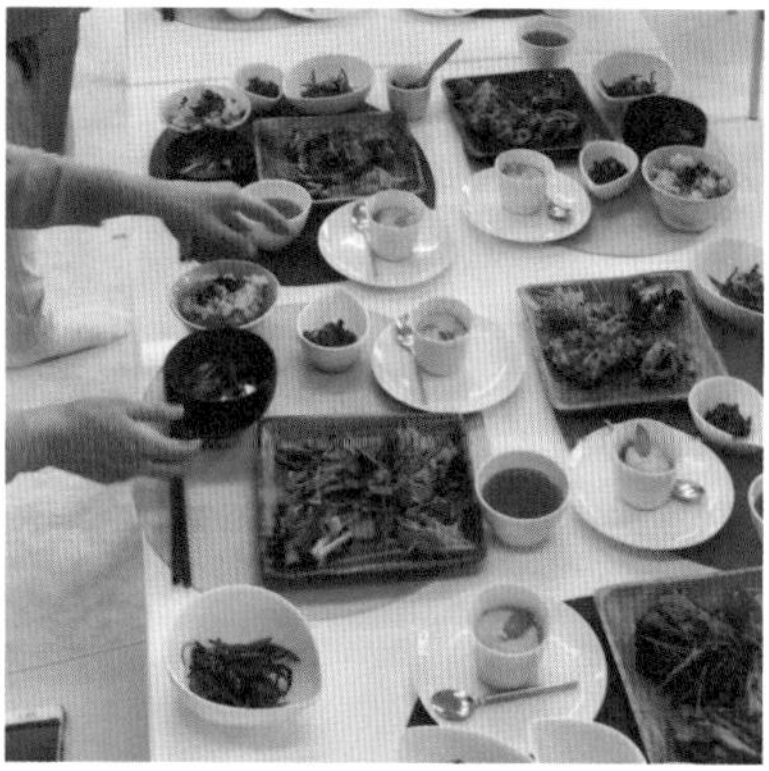

素材やうまみを引き出すために実験的な調理をたくさん試みました。熱する火の種類（ガス、電気、炭、など）によって味に大きな違いが出ること、世間がおいしいという水と、身体が喜ぶ水には大きな違いがあること、一番関係なさそうで一番影響する作り手の意識や理解。これらが大きく関わってくることを知り、調味料で味をつける足し算の料理とは正反対に、火や水だけでどれだけシンプルに素材の味を引き算で作れるか、ということにこだわった料理を長いこと作りました。

マクロビオティックに多い決まりごとでさえ、ゲームのルール感覚ととらえて夢中になり、制約のなかに自由を見出す面白さを楽しんでいきました。マクロビオティックを通して、私は食を創造する楽しさを見出すことができたのです。感覚も敏感になっていき、口に入れるもので身体の声も聞こえるようになり、何を食べると身体はどう変わるかというところまでわかるほどになりました。

食という毎日の営みで日々の生活から獲得したものが、何十年という歳月で凝縮され、自分の中で生きた知恵となりました。ささいな体の変化や思考の変化も、マクロビオティックで培った知恵と感覚を知っていることで、日常から答えを発見することができるようになりました。

そうやって獲得したものは、不思議なもので忘れることもなく、現在も役に立っているのです。

これら知恵の数々を、私は毎日の食事や生活で使えるレシピとしてラタに来てくれたみなさんに伝えてきました。子どものころから夢見ていた「こんな学校があったら」というのがラタでした。

マクロビオティックとの出会い

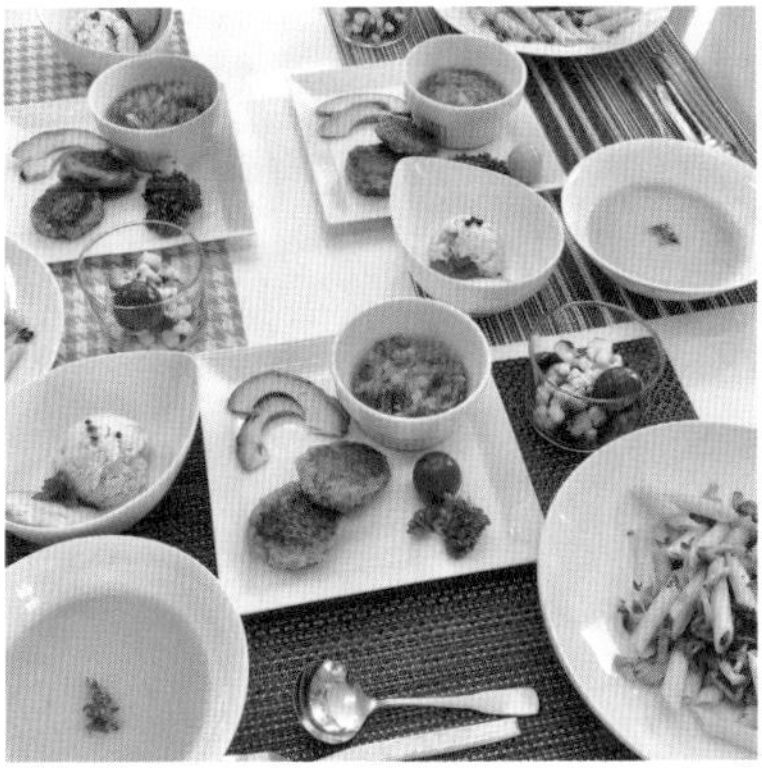

マクロビオティックをはじめる前の私は、体調不良とはいえないまでも、いつも体が重く、毎日イライラして過ごしていました。当時はインフルエンザにも毎年のようにかかっていて、病院で点滴を受けることは毎回のことでした。

子どものころは、おいしいものや少し変わったものが好きな父の好みで、テーブルの上には隙間がないくらいご馳走を並べる家庭で育ちました。好き嫌いが多く、食の細かった私は食事の時間が大の苦手で、いつまでも、もたもた。ちょっとずつ口に運んでは、夕食から早く解放されることばかり考えていました。そんな私に、父は、珍しい食べ物や、旬のものなどは、必ず一口は食べるようにと諭しました。

両親からいろいろな味覚に触れさせてもらっていたことは、のちに料理家として仕事をするようになって、とても役に立ちました。

はじめてマクロビオティックという言葉を聞いたのは、三十歳になったころでした。田舎暮らしをしていたときに遊びに来た友人が、我が家の食卓を見て、「マクロビオティックでもはじめたの?」と聞いてきたのです。食卓に並んでいたのは、手づくりの保存食、大家のおばあちゃんが畑で作ってくれた採れたて野菜の皮つき煮物、近所にあるお豆腐屋さんのお豆腐、玄米ご飯におみそ汁という当時の我が家の定番メニューでした。シンプルで、華やかさもひねりもないお料理でしたが、マクロビオ

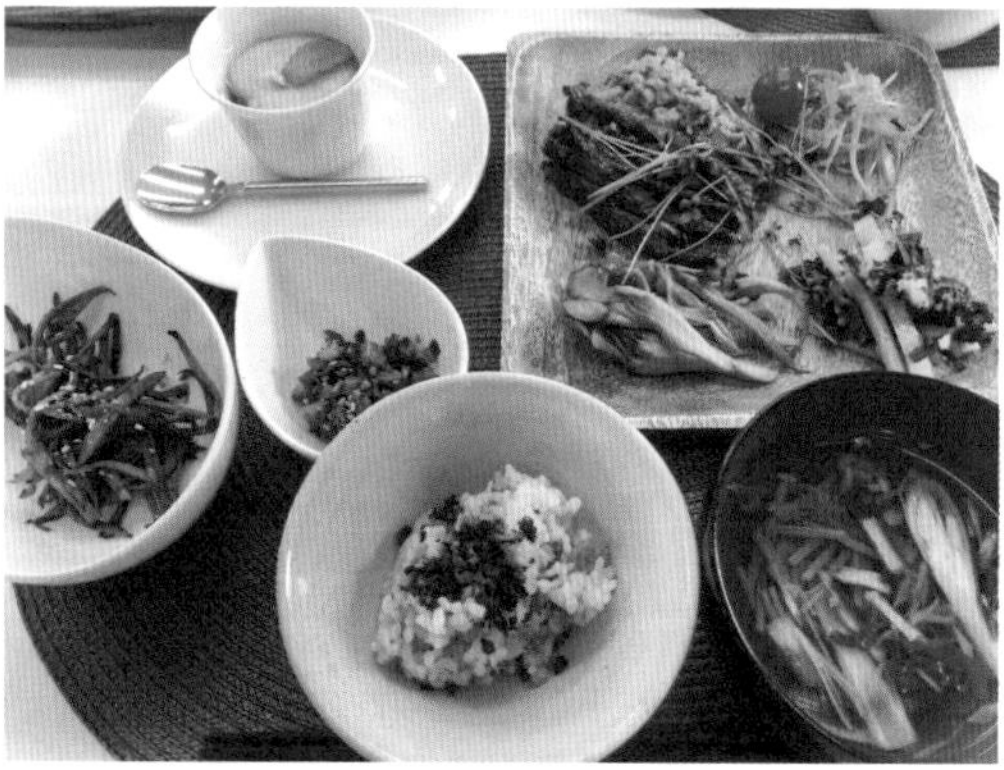

ティックってなに？　と逆に聞くと、友人は今まさに目の前に並んでいる食事そのものがマクロビオティックだというのです。
知らず知らずのうちに食卓がそうなっていることに興味をもち、さっそくマクロビオティックの本を読んでみることにしました。

本を読んでわかったことは、食べ物と心の状態はとても関係があること。そして、その土地でできたものを食べることが身体には一番合っているということでした。
さらに、食べる量はお腹一杯食べるのではなく、少し足りないなと思うくらいがちょうどいいということ。とくに私の興味を引いたのは、動物性食品を極力とらないほうが体調がよいというくだりでした。日本は湿度が高い土地なので、体を温める動物性食品がそんなに必要ないということが書いてあったのです。
それを読み、小さいときの記憶がよみがえりました。たしかに小食の私は、食べないときのほうが元気に飛び回っていました。無理をして食べたあとは、とたんに体が重くなり、家にこもって過ごしてばかりいたのです。

本に書かれている内容には心当たりのあることがとても多く、それまで漠然と食べていた栄養やカロリー中心の食の「当たり前」に、もしかすると別の捉え方があるかもしれないと思いました。そしてマクロビオティックの食事を続けると何が起こるのか、とても興味が湧いたのです。

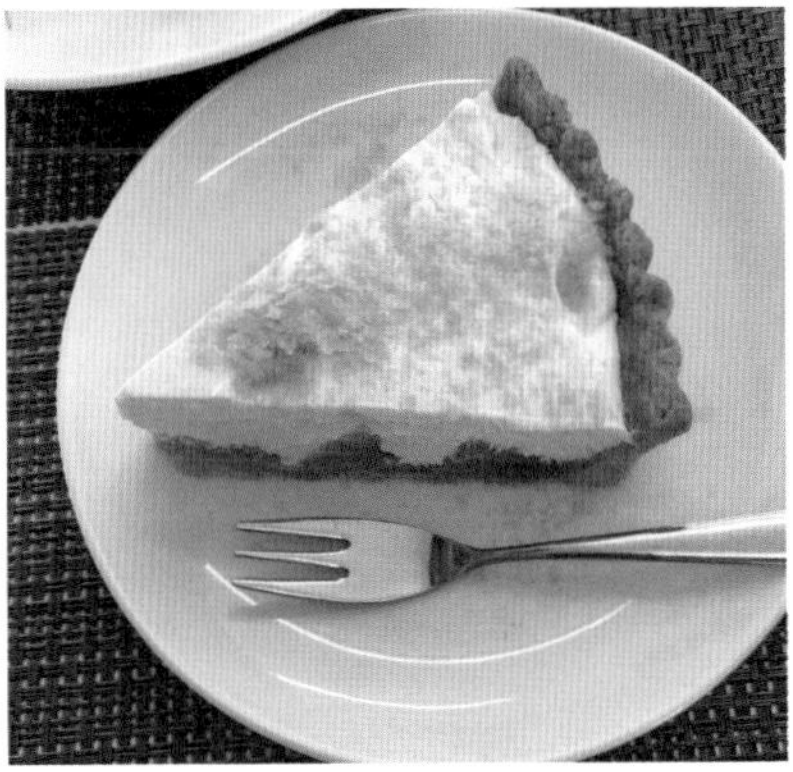

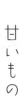

甘いもの

マクロビオティックを始めて、どうしてもやめられないのが甘いものでした。お肉やお魚は食べなくても平気でしたが、甘いものだけはどうしてもやめられません。お菓子作りが趣味だった私にとって一番の課題は、どうやって砂糖や卵、乳製品を使わないお菓子をつくり、自分の「甘いもの欲求」を満たすかということでした。

マクロビオティックやヴィーガン（完全菜食主義など）についてまだ今ほど知られていなかった当時、レシピ本はほんの数冊、お菓子本にいたっては皆無。そんななかで私が唯一見つけたのが天然酵母でつくるお菓子の本でした。ホシノ天然酵母（お米由来の酵母菌）が世の中に出はじめたばかりのそのころに、「天然酵母で国産小麦パン」「天然酵母で国産小麦の和風パン」（矢野さき子著）という本を二冊だけ見つけたのです。著者の矢野さんもマクロビオティックを実践している人でした。

天然酵母パンは、子育てをしていたときに住んでいた東京時代から作りはじめていて、我流ではありましたがなじみがありました。焼き菓子を膨らませるものに、一般的には卵やベーキングパウダーが不可欠ですが、それを酵母にかえたり、山芋を使ったり、重曹を使ってふんわり感を出せることを知りました。

乳製品や卵を使わないと、深みのない、味気のないものに仕上がるので、そこはナッツや木の実をふんだんに使い、ボリューム感を出したりと工夫して、最初のころは焼

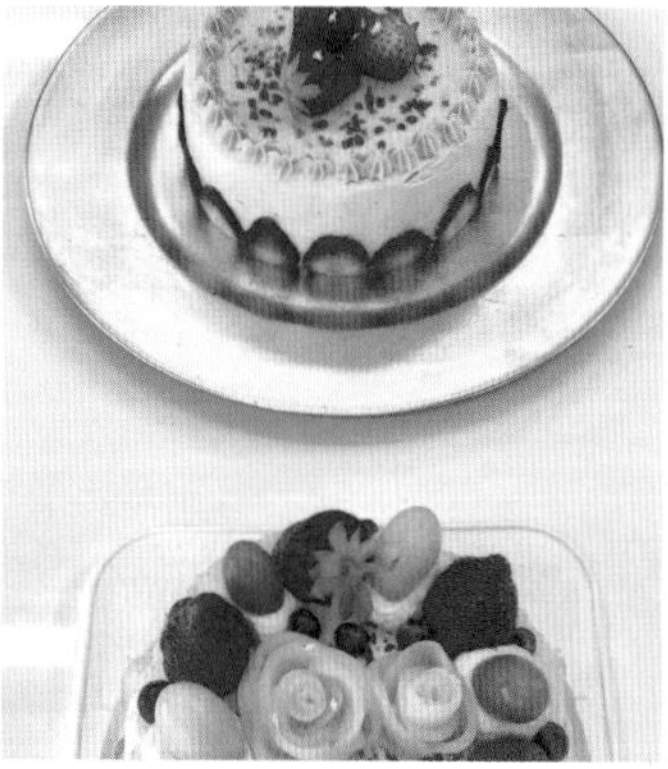

き菓子ばかり作っていました。ところが長いことマクロビオティックで身体を引き締めてゆくと、硬い焼き菓子をおいしいと感じられなくなってくるのです。体がもっと緩むものを求めてくるので、後には寒天の硬さにバリエーションをつけたり、お豆腐で作る、とろりプルンとした触感を楽しめるお菓子をつくることが多くなりました。

動物性のものを食べないでいると、甘味をとることによる体の緩みに、とても敏感になります。果物も同様です。どの甘味、果物をとると、体がどれだけ緩むのか、どんなふうに緩むかの違いがだんだん分かってくるようになりました。緩みすぎると、体が重たく感じるようになりますし、酸味のない果物は体を極端に緩めるため、とりすぎると、足がうまく上がらなくなり、つまずくことが多くなったり、ぐずぐず考えたりすることが起こります。

そんなことからお菓子に生の果物を使う場合は、陽性で体が引き締まる夏の季節にするようにしました。日常的には、ドライ・フルーツをもちいるようにして、少しでも体の相性と近づけます。おひさまに当てることによって果物は甘味が増すので、お菓子作りに適してきます。

黒砂糖はミネラルもたっぷりと含み、甘さも一番強く出ますが、常用すると暑い地域にいない限り体はかなり緩みます。いろいろな甘味を使ってきましたが、現在はメープルシロップをメインに、きび飴、アガベを甘さの必要度合いによって使い分けて使用しています。

北海道育ちの自分にとっては、メープルシロップが一番相性が良いようです。

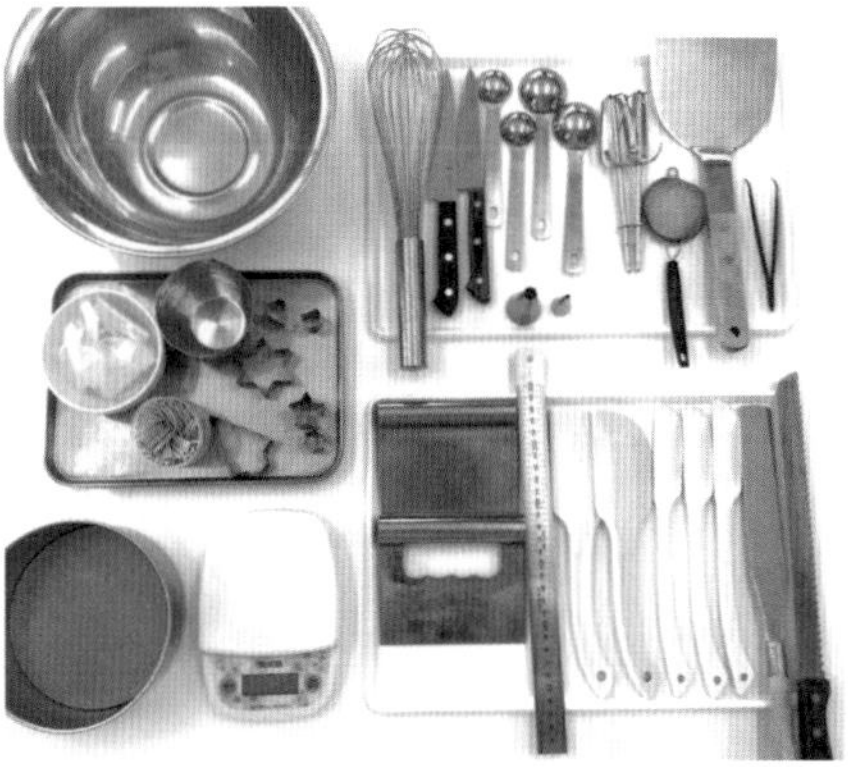

マクロビオティックで自己治癒力

自然な自己治癒力を回復するために、マクロビオティックには「お手当法」とよばれる療法を用いる場合があります。そのほとんどは昔から伝わる、体の不調を戻す伝承療法がもとになっていますが、マクロビオティックでは陰陽からそれを用います。

よく使ったのは、生姜シップと里芋シップです。生姜シップは肩こりや眼精疲労、頭痛に効果があり、里芋シップは打ち身や捻挫、中耳炎の痛みや咳止めなどに用いました。また生姜シップとペアで使う場合には、しこりや腫瘍、歯痛や虫刺されに用いました。関節炎のときは、見たところ患部に腫れなどがなくても、生姜シップをしてから里芋シップをしたら、数日後に信じられないほどの膿が出てきました。

この二つがペアなのは、まず生姜シップをして、患部の血流の巡りをよくしたあとに、里芋がもつ陰性の力を利用し、患部のたんぱく質を溶かす働きを利用するからです。もしも痛みがある場合には、それをやわらげますし、貼りつづけていると、患部からあるとき大量の膿が出てきて自然に回復していきます。

生姜とおなじように、ピリピリするものに唐辛子がありますが、地上に生えているので拡散しやすく、すぐに飛んでしまいます。なにより、体に入っていきません。生姜は根のものであり土の中で成長するので、体の中に入り、かつ冷やさないのです。さらに陽性の求心力も持ち、血液の循環をよくして患部を温め、血流をよくする効果があります。

里芋は、陰性の食べ物ですが、生姜同様に土の中で成長するので、やはり体を冷やしません。芋科が持つ陰性の働きは、緩ませたり溶かしたり拡げたりする働きです。生姜シップで患部を温め、血流をよくすると、特定の部分だけが赤くなり、場合によっては青黒くなります。そこに里芋シップを貼るわけです。時が満ちれば患部は自然に破れ、悪いものが出てしまい、回復していきます。

お手当のコツは、してもらう側が心地よいと感じるかどうか。たとえどんなにいいものであろうとも、してもらう相手が心地悪く感じたり、我慢しなくてはいけないようなら、それは陰陽の相性が合っていないので効果が出ません。する側の心構えも大切です。緊張しながらやると、してもらうほうは不安になり、それも効果を出しません。どのお手当がその人に必要なのかを知るときにも、まず最初に生姜シップをします。気持ちいいと感じるようでしたら、陰性の症状なのだなと判断していきます。いろいろやってみて、ここら辺が心地いいというところからはじめていきます。

マクロビオティックからつながる未来

私がマクロビオティックをはじめたころは、農家さんが農薬不使用で野菜やお米を作るのは大変難しいことでした。その当時、それがいいことだとはわかっていても、

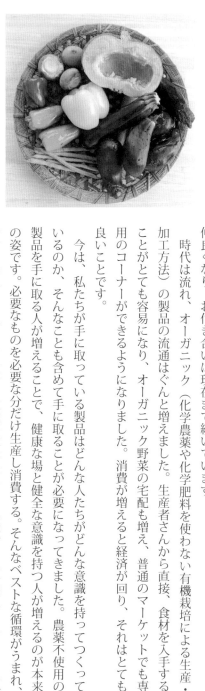

実際にそれを実行するにはまだまだまわりの理解を得られず、ご近所さんからのプレッシャーで大変な思いをしなければできない時代でした。

　私たちマクロビオティックをしている人間は、微力ながら生産者さんを応援するために、全国に先駆けて農薬不使用の野菜を作ってくれている農家さんの情報を仲間と共有し合い、遠方からでも送ってもらうようにしました。それによって生産者さんと仲良くなり、お付き合いは現在まで続いています。

　時代は流れ、オーガニック（化学農薬や化学肥料を使わない有機栽培による生産・加工方法）の製品の流通はぐんと増えました。生産者さんから直接、食材を入手することがとても容易になり、オーガニック野菜の宅配も増え、普通のマーケットでも専用のコーナーができるようになりました。消費が増えると経済が回り、それはとても良いことです。

　今は、私たちが手に取っている製品はどんな人たちがどんな意識を持ってつくっているのか、そんなことも含めて手に取ることが必要になってきました。農薬不使用の製品を手に取る人が増えることで、健康な場と健全な意識を持つ人が増えるのが本来の姿です。必要なものを必要な分だけ生産し消費する。そんなベストな循環がうまれ、食材を選択する私たち消費者の意識が、食材ができる環境にまで広がっていくことで、未来の在り方も変わります。

　食を通して豊かな未来を創ることこそが、マクロビオティック創始者である桜沢如一の想い描いた未来でした。たかが食、されど食。食べるという行為が、健康、思考、行動、そして環境、あらゆるすべてにつながる同じ線上にあることを、一人でも多くの人が気づき、大切に向き合っていくことを願っています。

調味料

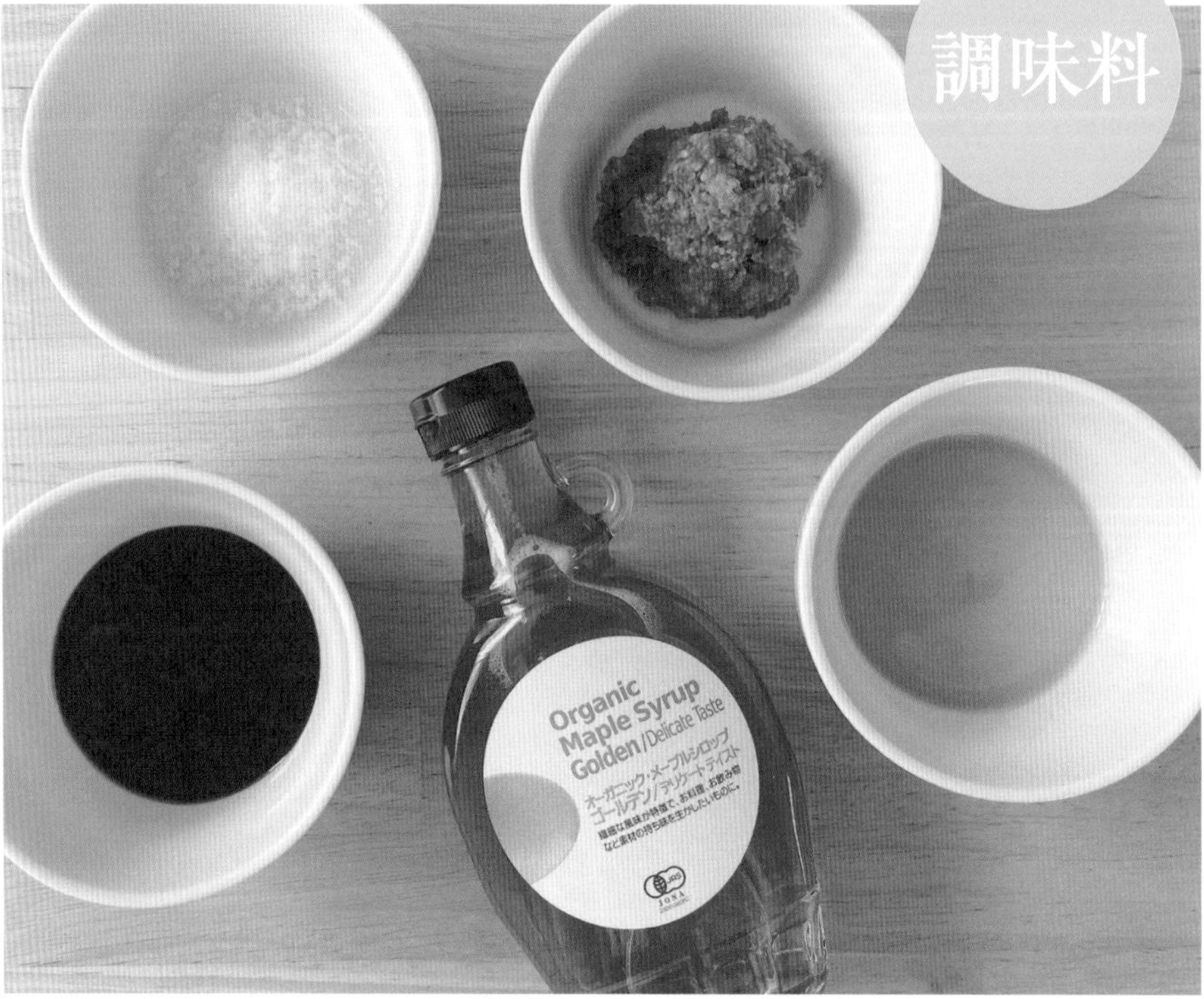

塩、みそ、しょうゆ、酢

野菜本来の味やうま味を生かすため、調味料は極力使わないようにして料理をするうち、手元に残った調味料は塩、みそ、しょうゆだけとなりました。酢とメープルシロップは目先を変えたいときに使います。ナチュラルに育てられた野菜は繊細な味わいがあるので、調味料はそれを引き立たせる呼び水のように使っています。とくに塩は、隠れている野菜の味の輪郭をクリアに前に出してくれるので、野菜の相性に合わせて使い分けたり、塩自体のおいしさも違うため、数種類用意しておくと料理の幅が広がります。

また野菜の味を引き出す料理法を知っておくと、砂糖を使わなくとも甘さを出すことができるようになります。調味料はできるだけ素性がしっかりしているものを選ぶようにします。

塩

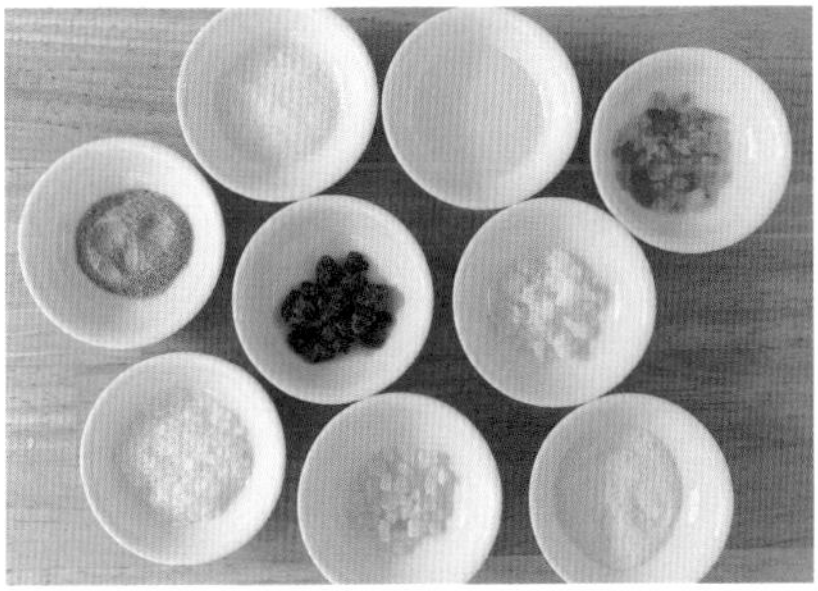

塩の個性で味付けにバリエーションを加えているといってもいいくらい塩を使い分けています。私は海塩、岩塩、韓国の竹塩、水塩など、常に5種類以上は常備していて、味付けはもとより、野菜に含まれるカリウムを引き出すために使うことも多いです。

みそ

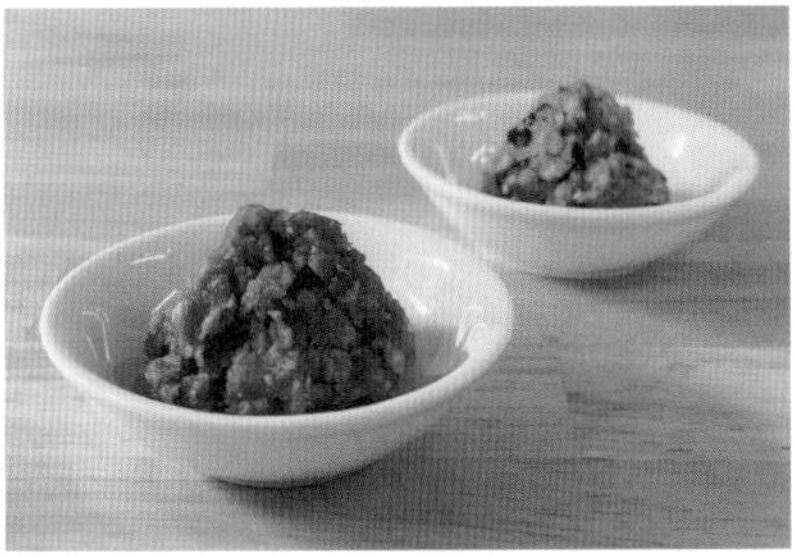

以前はみそを何種類も常備していましたが、いまは手作りみそのみ。市販品は白みそくらいでしょうか。大豆はもちろん、水、塩、こうじにもこだわりたくて作りはじめた手前みそです。白みそは料理の味付けで、独特のコクを出すときに使います。

しょうゆ

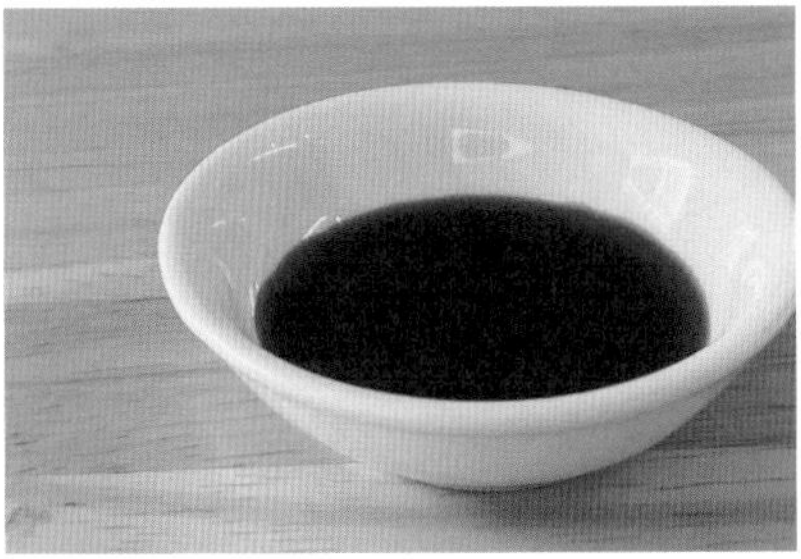

しょうゆは「井上古式じょうゆ」を二十年以上愛用しています。島根のしょうゆなので甘口です。どんなに入れ過ぎてもしょっぱくならず、ひたすらまろやかな味の料理に仕上げてくれる魔法のようなしょうゆです。もはや私の片腕といってもいいしょうゆとなりました。

酢

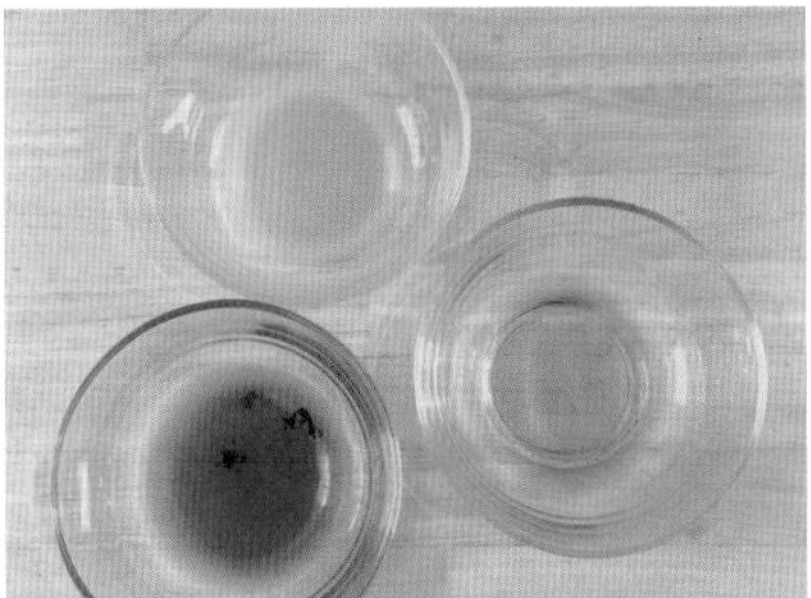

若い時は苦手だったお酢ですが、年齢と共に好きになった調味料です。お気に入りはゆず酢。香りが良く品のいい味に仕上がるため酢飯、吸い物、和え物、とにかく入れたくなります。りんご酢も軽めの酸っぱさで使いやすいです。梅酢は自分を引き締めたい時に登場させます。

あったら便利な調理器具

圧力鍋

玄米を炊くときに必要となる圧力鍋は「ヘイワ圧力鍋」です。家族が多いころは1升炊き用2つがフル稼働でした。現在はミニサイズ使用です。玄米の芯までしっかりと火を通してくれ、もちもち感たっぷりのおいしい玄米が炊けます。

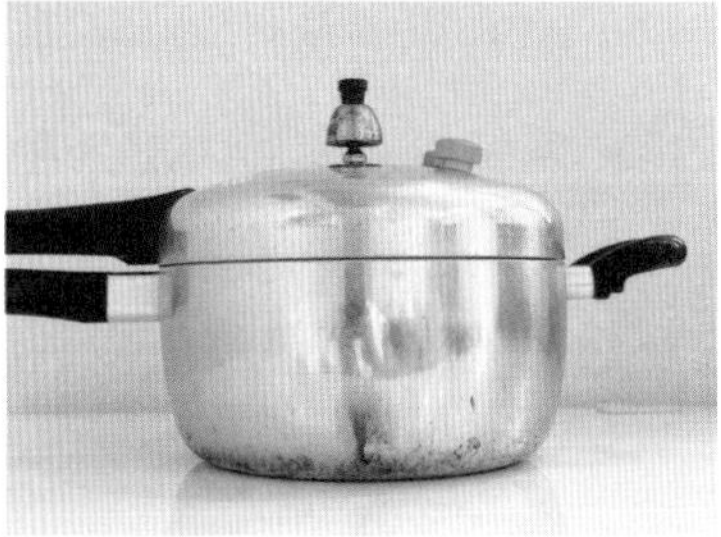

土鍋

深さがあるのが特徴の「マスタークック」という土鍋です。火回りがとても柔らかで煮物や汁物がおいしく仕上り手放せません。おみそ汁には絶対コレ。炒め物もできるのでとっても重宝。大小合わせて4つも持っています。

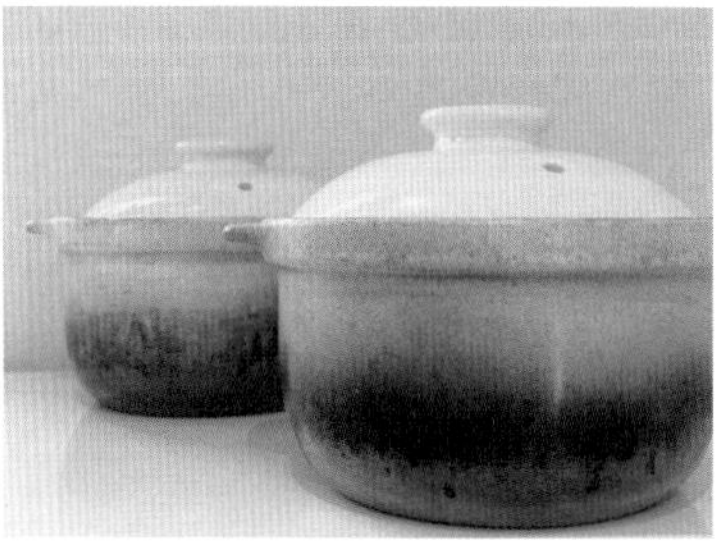

鉄の中華鍋

フライパンは遍歴した結果、中華鍋に落ちつきました。30年以上愛用。油もいい具合に染み込み、使い勝手は最高です。鉄で大振り、多少重いのですが、きんぴらごぼうはいろいろと試した結果、この中華鍋でつくるのが一番おいしいです。

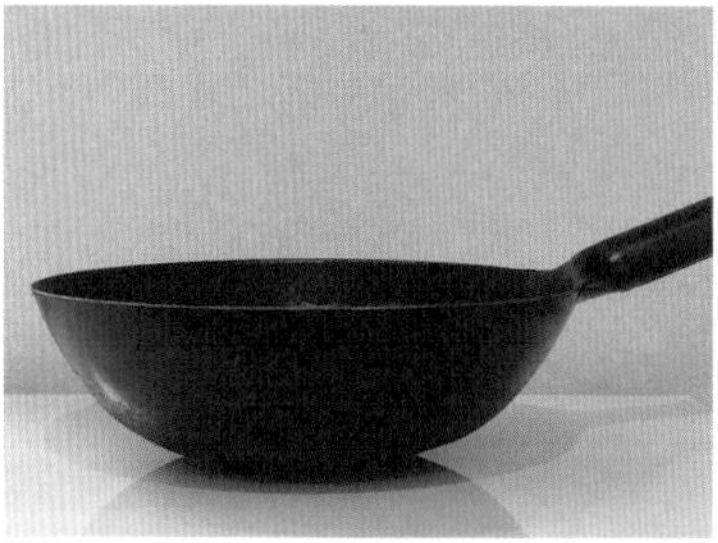

包丁とまな板

包丁は菜切りしか使いません。里芋など皮をむくときもピーラーは使わず菜切りで。まな板は切った野菜が板の上から落ちるのが嫌で丸型を使っています。面が広く使えて下ごしらえがしやすく、とても便利です。

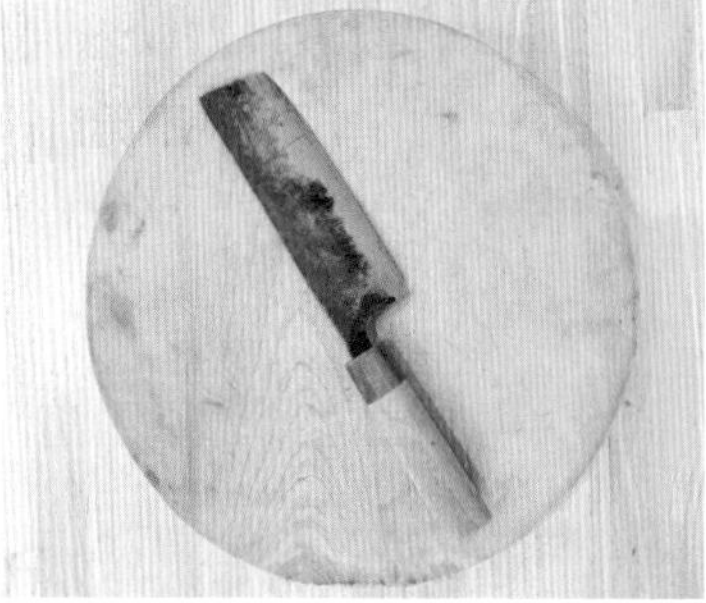

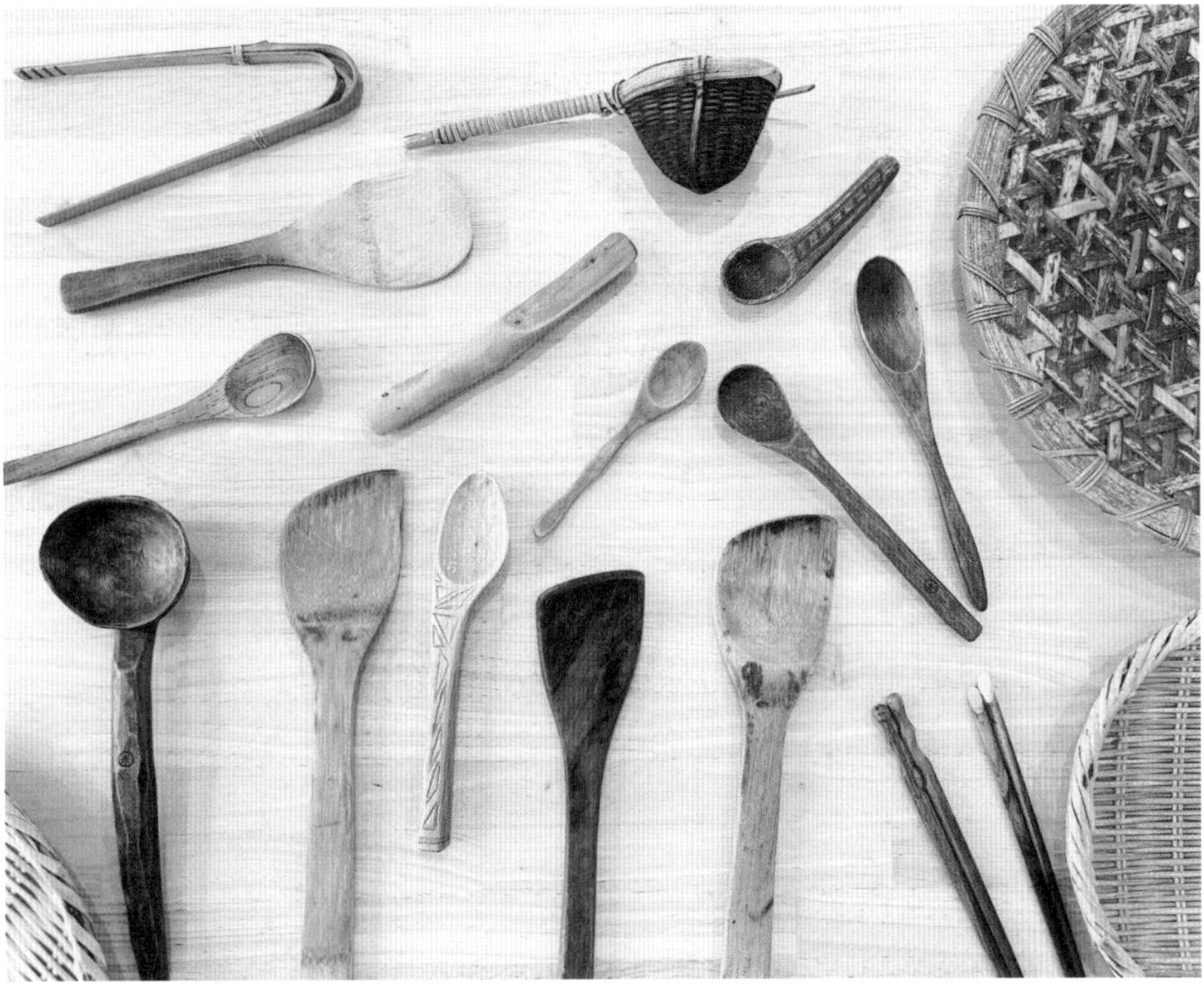

道具は必要なものを自然素材で

結局は、使いやすく丈夫で、おいしく仕上がる道具が長く手許に残っています。使いやすいということのひとつには、洗いやすいというのも含まれています。複雑な形ではなく、ささっと洗えて片付けられるもの。そんなものを求めているうちに集まったのは、シンプルな形をした木製品に丈夫な陶器、竹といった自然素材のものでした。

長く使うほどに味わいが出てくるので捨てられず、また新しいものを購入して、を繰り返し、いつの間にか増えました。丸型のまな板は欲しくてもなかなか見つからず、デパートの催事でみつけました。

道具も調味料も、常に取り出しやすい場所に納めています。家族や生徒さんが自由に使うので、誰が見ても一目でわかりやすいオープンタイプの収納です。

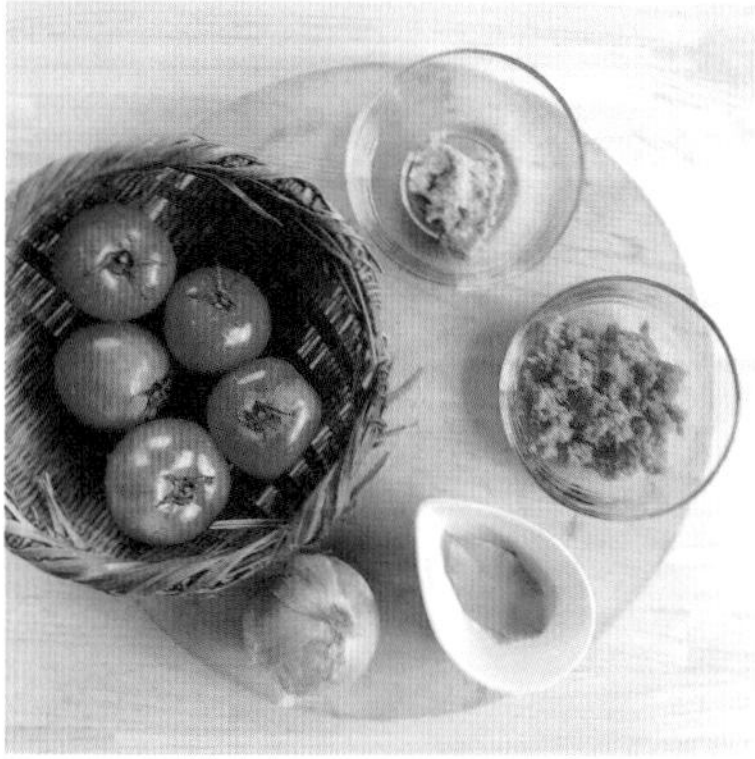

食材の陰陽と組み合わせ

季節にも暑い夏、寒い冬があるように、相反する裏と表の関係を、マクロビオティックでは「陰」「陽」と表現します。これは中国に古くから伝わる陰陽五行を基にした物事の関係性を表す考え方からきています。マクロビオティックでは裏や表、右と左のように食材や調理法を2つのエネルギーに大別します。まったく不変な陰や陽というものは存在せず、比べる対象がそこに存在することで、はじめてエネルギーの差や性質の違いが立ち顕われて、陰陽が発生するというものです。

また、たとえば豆類全体は陰性というカテゴリーであっても、小豆と大豆では色や大きさの違いがあり、どちらがより陰性か陽性かも違ってきます。クラスの中でみんな同じ学年だけど、背が高い低いの違いがあるような感じです。メニュー構成を考えるときは、そこに季節や体質、体調を取り込みながら組み立てていくとよいでしょう。

陰のエネルギーは、広がる、冷たい、暗い、湿っぽい…となんとなく「陰気なイメージ」に通じるものがあるのに対して、陽のエネルギーは縮む、硬い、暖かい、明るい、といった行動的で活動的な印象。このように感覚的にも陰陽の違いを受け取ることはできると思います。この感覚や印象を食材や野菜に当てはめて、ご自身の体質や好みに照らし合わせながら作っていけば間違うことはありません。

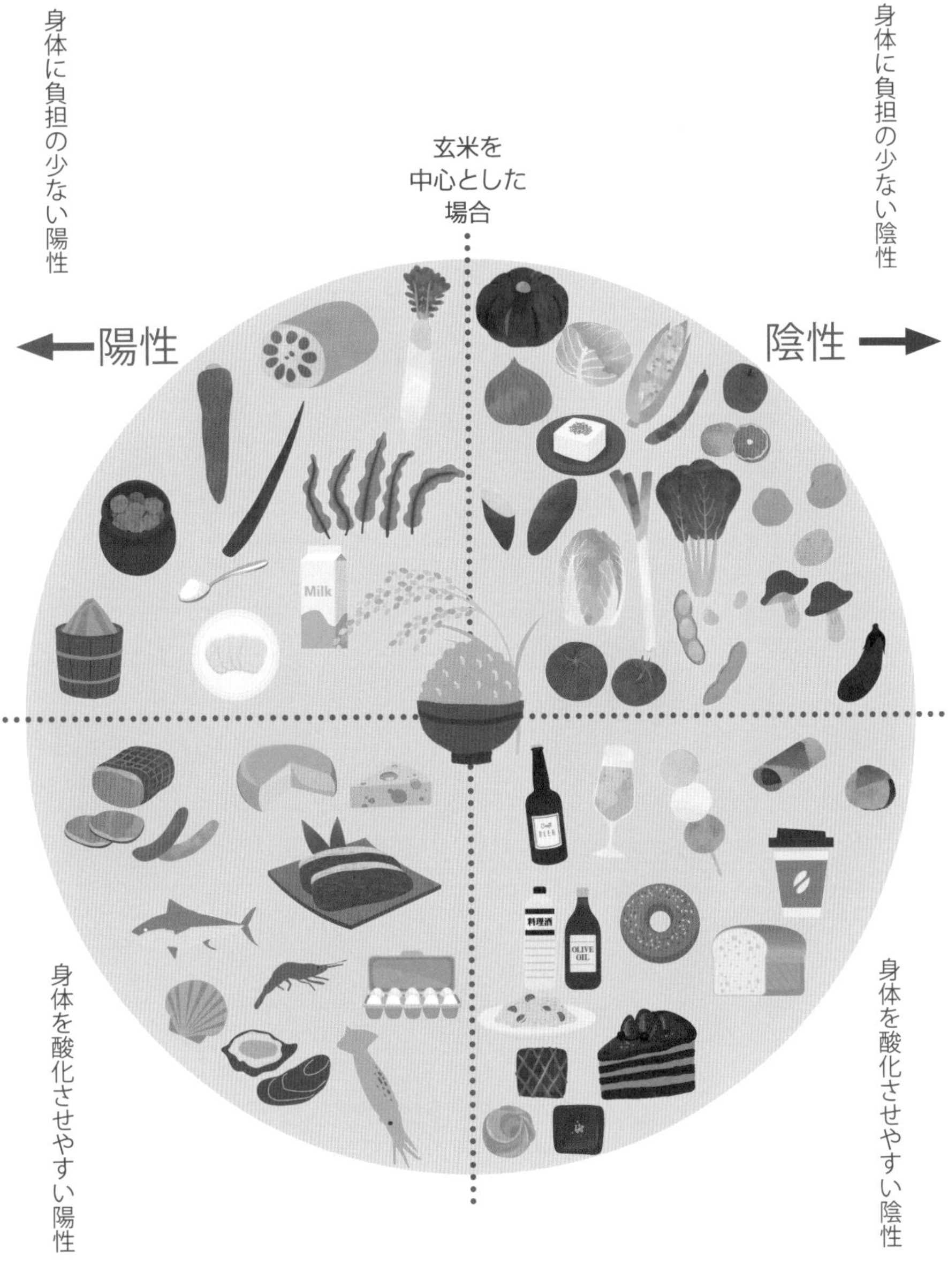
身体に負担の少ない陽性
身体に負担の少ない陰性
玄米を中心とした場合
陽性
陰性
Milk
料理酒
OLIVE OIL
身体を酸化させやすい陽性
身体を酸化させやすい陰性

料理を
はじめる前の
基本の「き」

マクロビオティック料理を作るときの「切る」「炒める」「煮る」「茹でる」などの基本的なお約束です。例えばレシピに“炒める”と書いてあるときは、ここにある炒め方でやってみてください。

その1「野菜の皮は極力剥きません」

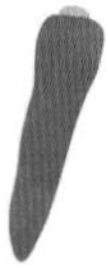

マクロビオティックは「一物全体」という考え方をします。お魚だったら頭も尻尾もすべて食べることです。野菜の場合だと、できるだけ皮を剥かないでそのまま料理します。そこで、できる限り農薬を使用しないで栽培された野菜を選びます。栄養価も高く生ごみも少なくなり、健康的でエコです。

その2「切り方」

どう育つのか、その流れに沿って切り方も変えます。土の中でらせんを描きながら成長する根菜は斜め切りを。膨らむように育つ野菜は軸を中心に垂直に切ります。

陽性の根菜は、斜め切りが基本の切り方。

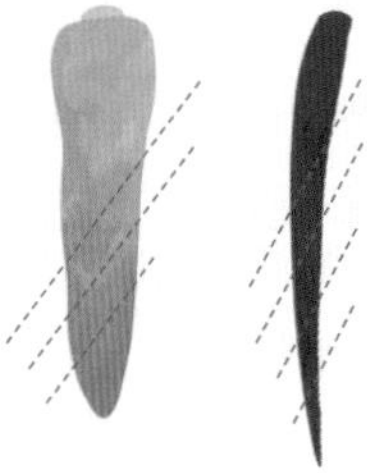

陰性の根菜は、垂直切りが基本の切り方。

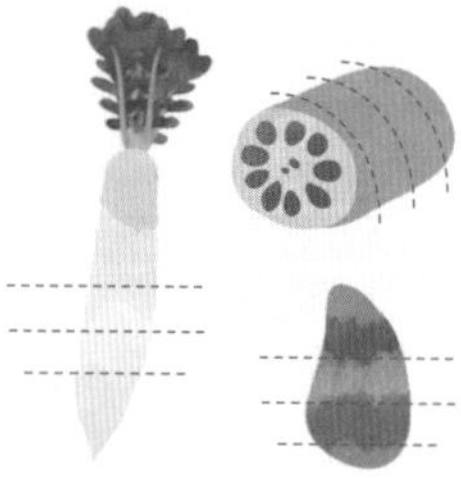

中心があって成長する玉ねぎや椎茸は、中心から端に向かって切る「回し切り」

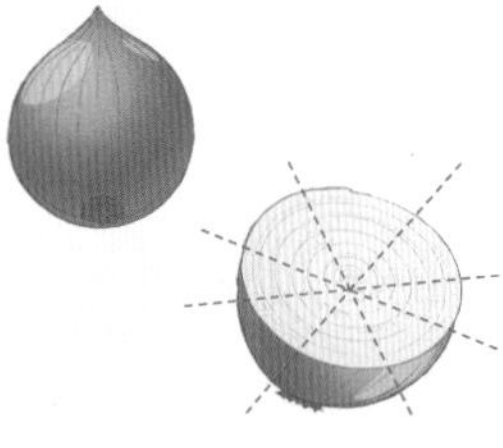

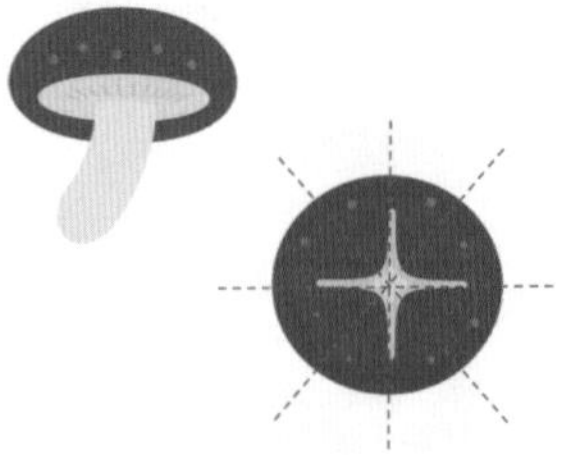

その3　「炒め方」

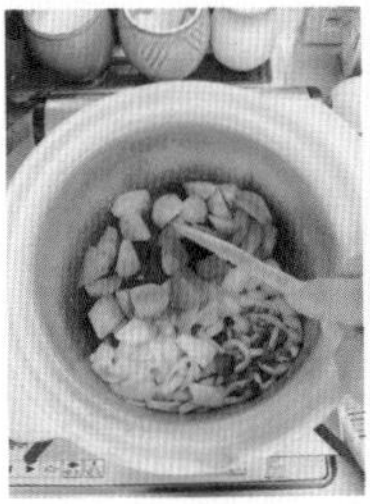

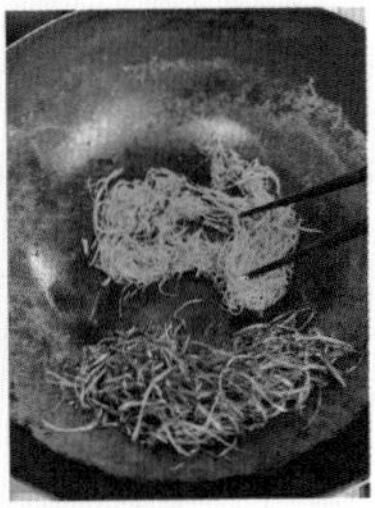

陰性の順から一つずつ材料を鍋で炒めていきます。一つの材料を炒め終わったら鍋の端に寄せ、少しの油をひいて次の材料を入れて炒めます。すべての材料が炒め終わってから初めてすべての材料を丁寧に合わせます。

※あくの強すぎるごぼうが材料にある場合はごぼうを最初に炒めます（あくは極陰性なため）。

炒めた後に煮たり揚げたりするものは短時間でよいですが、きんぴらごぼうなどは一つの素材に20分以上の時間をかけて炒めてください。

その4　「重ね煮」

マクロビオティックの陰陽の考えから生まれた独特の煮かたが「重ね煮」。陰性の力は上に広がり、陽性の力は下に向かうというエネルギーの作用を基に、陰性が強い素材から順に重ねて鍋で煮てゆく調理法です。

陰と陽のエネルギーが鍋の中でうまく混ざり合い、塩、みそだけの調味料で野菜からうまみを引き出し、おいしく仕上げます。できるだけ厚手の鍋で、ごく弱火にして長時間かけて仕上げてゆきます。

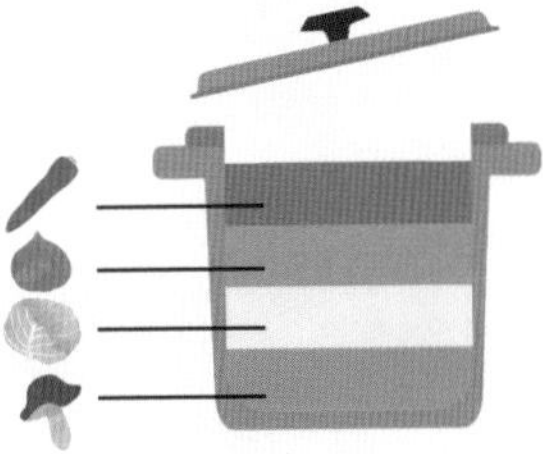

その5　「青菜の茹で方」

一つの素材の中で明らかに性質が違うもの、青菜の葉の部分と根や茎の部分などは陰陽も違うので、茹で時間も変えます。

最初に根の部分から湯に入れます。根や茎の部分が湯の中でも曲がるくらい柔らかくなってから葉の部分も入れます。

葉にはすぐに火が通るので「湯にくぐらせる程度」の感覚でさっと湯に通すだけでざるに引き上げます。茹で上げたあとも水には通さず、うちわなどで粗熱を逃がします。

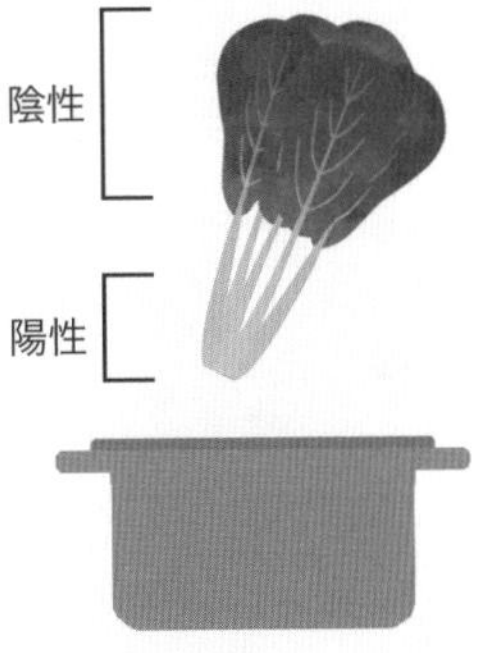

その6 「下味」

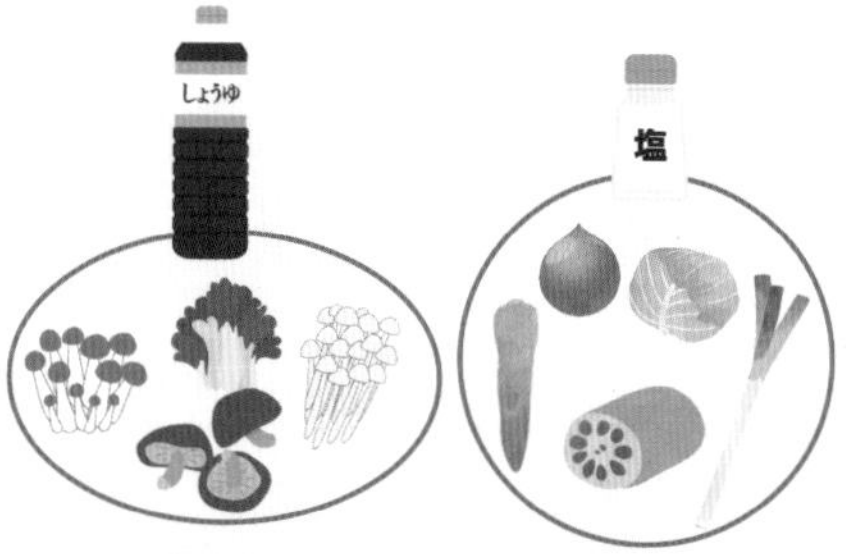

素材を一つずつ炒めるとき、素材に合わせて下味をほんの少し付けていきます。そうすることで最後に本味付けをするときに、下味が本味を後押ししてくれ、味に広がりがでてきます。

基本的にきのこ類にはしょうゆ、そのほかの素材には塩をほんの少し振ります。

その7 「火力」

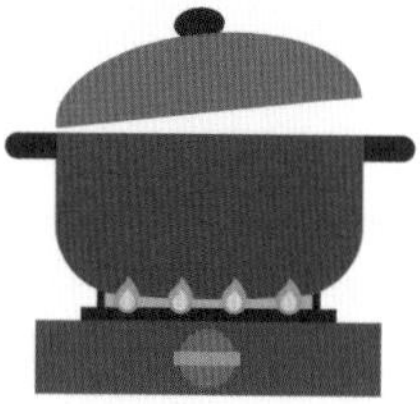

火にかけるときは炒めるときも、煮るときも、すべて弱火でおこないます。

時間はかかりますが、炭火のように柔らかなごく微力での加熱は、陰性から陽性への緩やかな変化で素材の旨味を一番引き出します。

火力の種類としてはできる限りレンジや電磁調理器ではなく、炎を出す火が望ましいです。

その8 見えない調味料「時間」と「水」

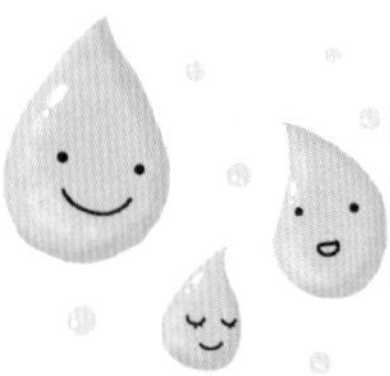

マクロビオティックでは炒めることも煮ることも、できる限り時間をかける調理をしますが、それは素材をゆっくりと陰性から陽性へと変容させるためです。もし料理の味が今一つの場合、炒める時間や煮込む時間をもう少し長くしてみてください。

もう一つ味に大きく影響してくるものに「水」があります。日本はもともと水の質が軟らかいため料理がまろやかに仕上ります。ところが近年の水質の低下により、本来水が持つ引き出す力が弱くなっています。ペットボトルの水は〝止まっている水"でエネルギーのない水です。できれば浄水器や活水器を通した水で調理してみてください。

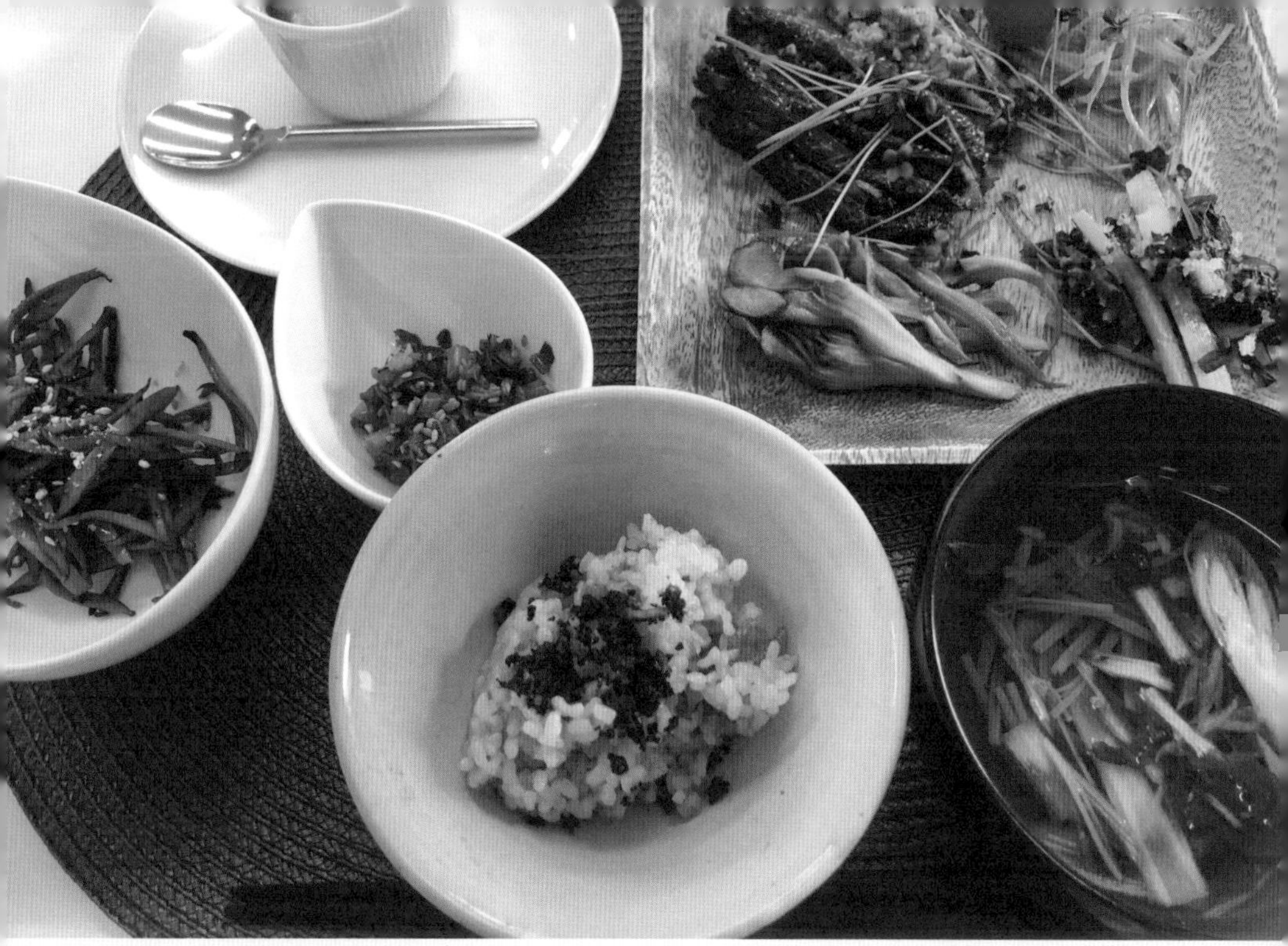

旬と陰陽のレシピ

四季に合わせた体作り

◇材料は、**大人２～３人分の分量**を目安に表記しています。「カップ１…200cc」、「大さじ１…15cc」、「小さじ１…5cc」です。各調味料の量は目安です。お好みで調整してください。

◆なぜか「この調味料の分量でおいしく仕上がる」というレシピがあります。**食材分量がどんなに変わっても調味料の分量は変わりません。**そんな不思議なレシピには、材料の欄に**★鉄板レシピ**と表示しました。

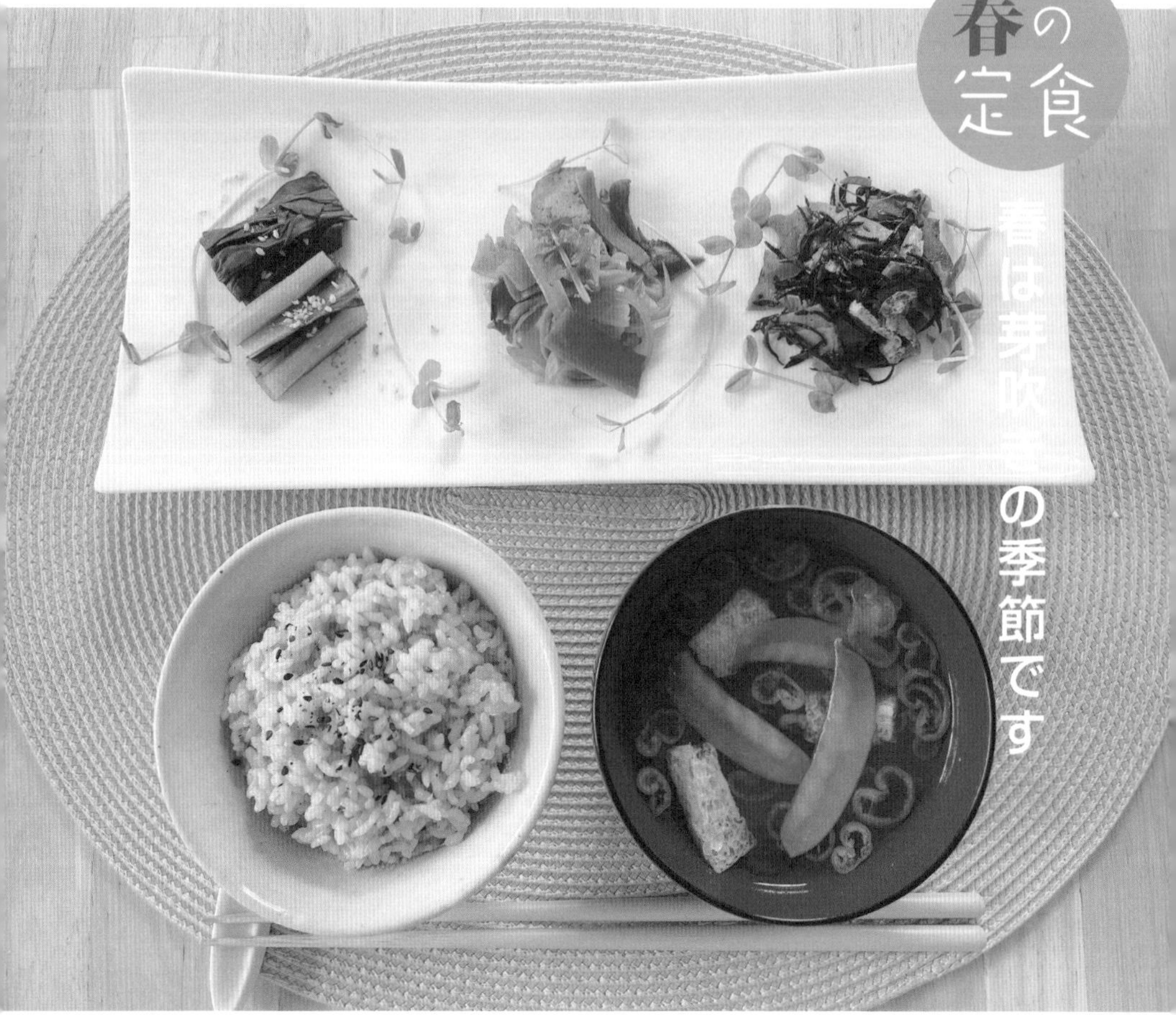

春の定食

春は芽吹きの季節です

春の、上に伸びようとする湧き出るようなエネルギーは、閉じていた体のあちこちを緩ませます。そのため、冬に溜め込んだいろいろなものも噴き出してきます。その排出を上手くいかせるために使うのが「苦み」。山菜やフキノトウ、たんぽぽなど春に顔を出す植物はかならず苦みを持っています。自然界にある苦みは胃腸薬になるともいわれていて、内蔵に溜まったものをきれいにお掃除してくれる役割があります。体は春のエネルギーを受け、しなやかさを取り戻そうとしますから、苦みと共に上に伸びる力を持つ瑞々しい陰性をたくさん取り入れてください。

　山菜を取り入れるのは遅くても立夏までです。それ以降の植物はその働きを変えます。食べ過ぎると山菜のアクで顔が黒くなってきます。

小松菜のお浸し

材料

小松菜…½束（100g）
しょうゆ…大さじ4
水…2カップ（400cc）
白ごま…適宜

①バットにしょうゆ、水を混ぜ合わせて浸け汁を作っておく。
②沸騰したお湯に小松菜の根の部分だけを入れ茹でる。茎がくたっとなったら葉の部分まで湯に入れ、すぐざるに引き上げる。
③風を当て粗熱を取ったらバットの汁に浸ける。↓**23頁基本の「き」その5参照**
④15分ほど置いてから小松菜を軽く絞り、5㎝ほどに切って器に盛り、白ごまを振る。

春野菜の重ね煮

材料

舞茸…1パック（80g）
キャベツ…¼個（330g）
玉ねぎ…½個（100g）
にんじん…½本（70g）
グルテンミート（ブロックタイプ）…½缶（90～100g）
しょうゆ…大さじ2
塩…少々

①舞茸、キャベツは食べやすい好みの大きさに切る。玉ねぎは回し切り、にんじん、グルテンミートは2～3㎜の厚さに切っておく。
②土鍋に舞茸→キャベツ→玉ねぎ→にんじん→グルテンミートの順に重ねて置いてゆき、一番上に塩小さじ½を置き、蓋をして、にんじんに火が通るまで弱火でコトコトと煮てゆく。↓**23頁基本の「き」その4参照**
③にんじんに火が通ったらしょうゆを回しかけ、全体を混ぜて味をととのえる。

ひじきとレンコンの炒め物

材料

ひじき（乾燥）…山盛り大さじ1（5g）
レンコン…550g
にんじん…小½本（60g）
油揚げ…½枚
しょうゆ…大さじ½～1

下ごしらえ

・油揚げは沸騰したお湯に1分ほど入れ油抜きをしておく
・にんじんは細かいささがき
・レンコンは薄く切り、イチョウ切り
・ひじきは軽く洗っておき、水に戻さない

①鍋に油をひき、弱火でレンコンに粘りが出るまで炒める。
②レンコンを鍋の端に寄せ、次ににんじんを炒める。
③にんじんに火が通ったら同じように端に寄せ、ひじきを炒める。油が足りないようなら足す。
④ひじきの匂いが変わってきたら全体を丁寧に合わせ、千切りにした油揚げを乗せ、ひたひたの水を加え、蓋をして、火は弱火のまま、水を煮切る。
⑤水分が無くなったらしょうゆを回しかけ、味をととのえる。

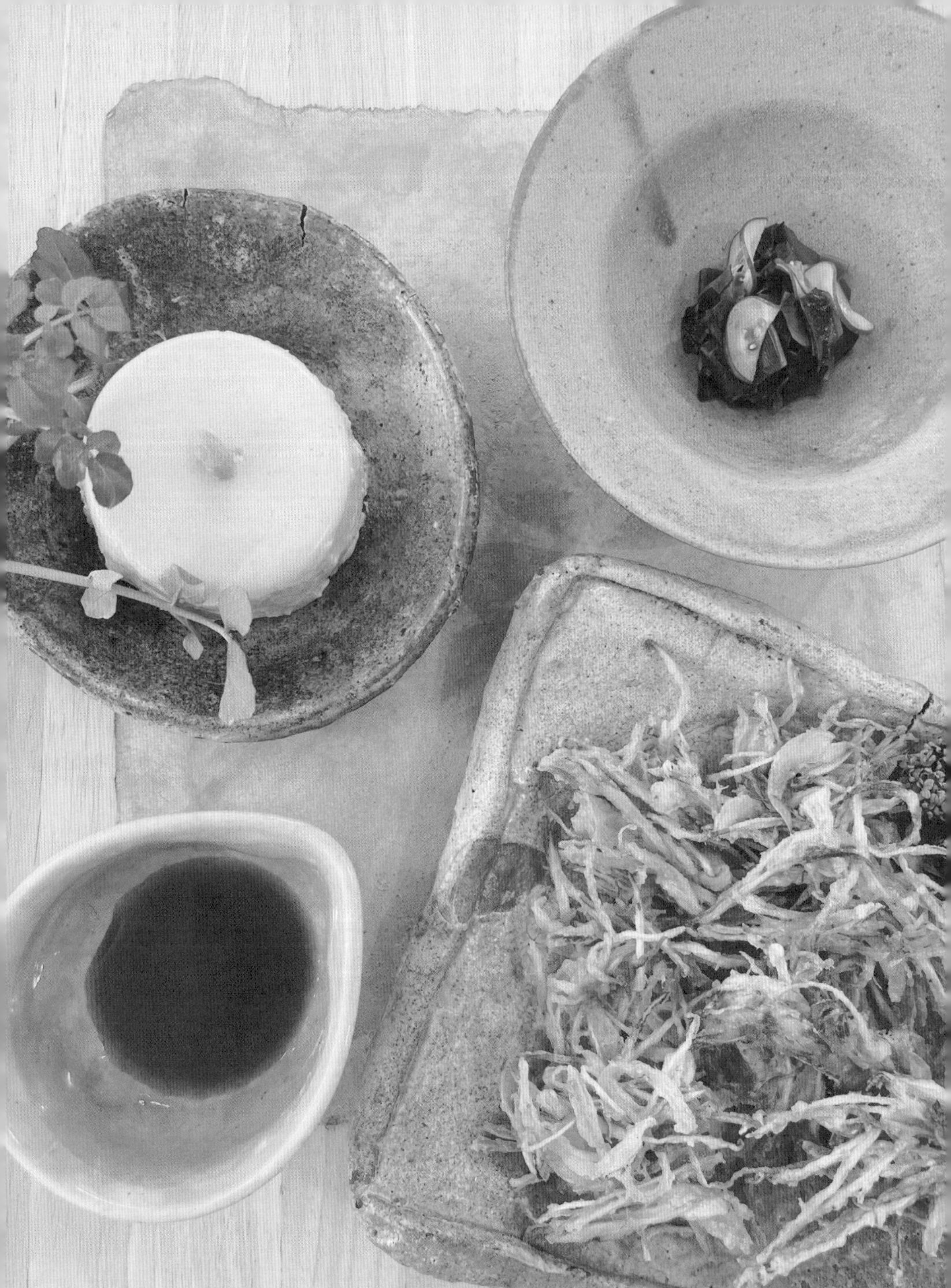

春

野菜のかき揚げ

材料

にんじん…中1本
玉ねぎ…中1個
ごぼう…中1本
長芋（すりおろし）…茶碗1杯（150g）
小麦粉…100g
大根おろし…大さじ4（90g）

①長芋を茶碗1杯くらいすりおろす。
②にんじんは千切り、玉ねぎはくし切り、ごぼうは千切りにする。
③②をボールに入れ、小麦粉とすりおろした長芋を入れ、混ぜ合わせる。
④180度に熱した油で③を揚げ、大根おろしを添える。

わかめときゅうりの酢の物

材料

わかめ…30g
きゅうり…中½本（60g）
(A)
りんご酢…大さじ1
しょうゆ…小さじ½
塩…少々

下ごしらえ

・わかめ↓水に浸して塩気を抜いておく

①きゅうりは薄い小口切り、わかめは一口大に切っておく
②①とAを合わせ味を整える

ごま豆腐

材料

練りごま（白ごま、黒ごまどちらでも）…¼カップ（50cc）
葛粉※（パウダー状）…¼カップ（30g）
水…2カップ（400cc）
塩…少々
※葛粉はオーサワの本葛（微粉末）を使用しています

①すべての材料を鍋に入れ、泡だて器でよくかき混ぜながら合わせる。特に練りごまのダマはよく溶かしておく。
②①を弱火にかけ、絶えずかき混ぜながら固まってくるまで火を通す。固まってきてからもさらに5分～練る。
③完全に葛粉に火が通ったら火からおろし、型に流し固める。

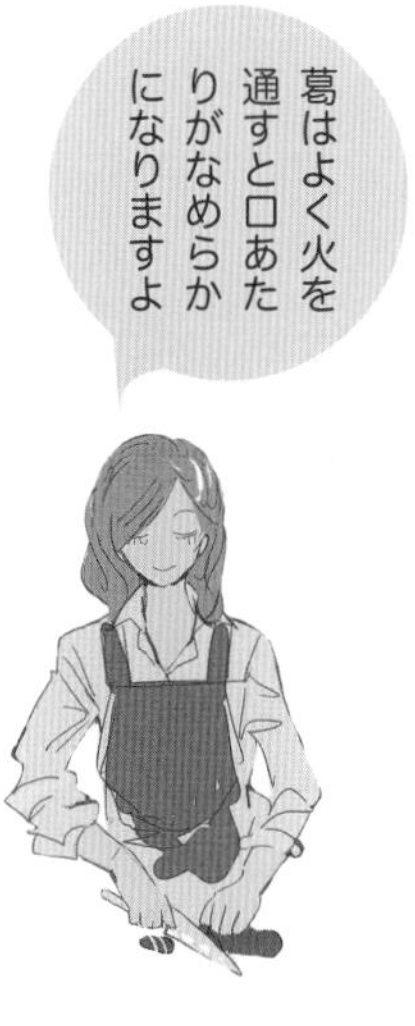
葛はよく火を
通すと口あた
りがなめらか
になりますよ

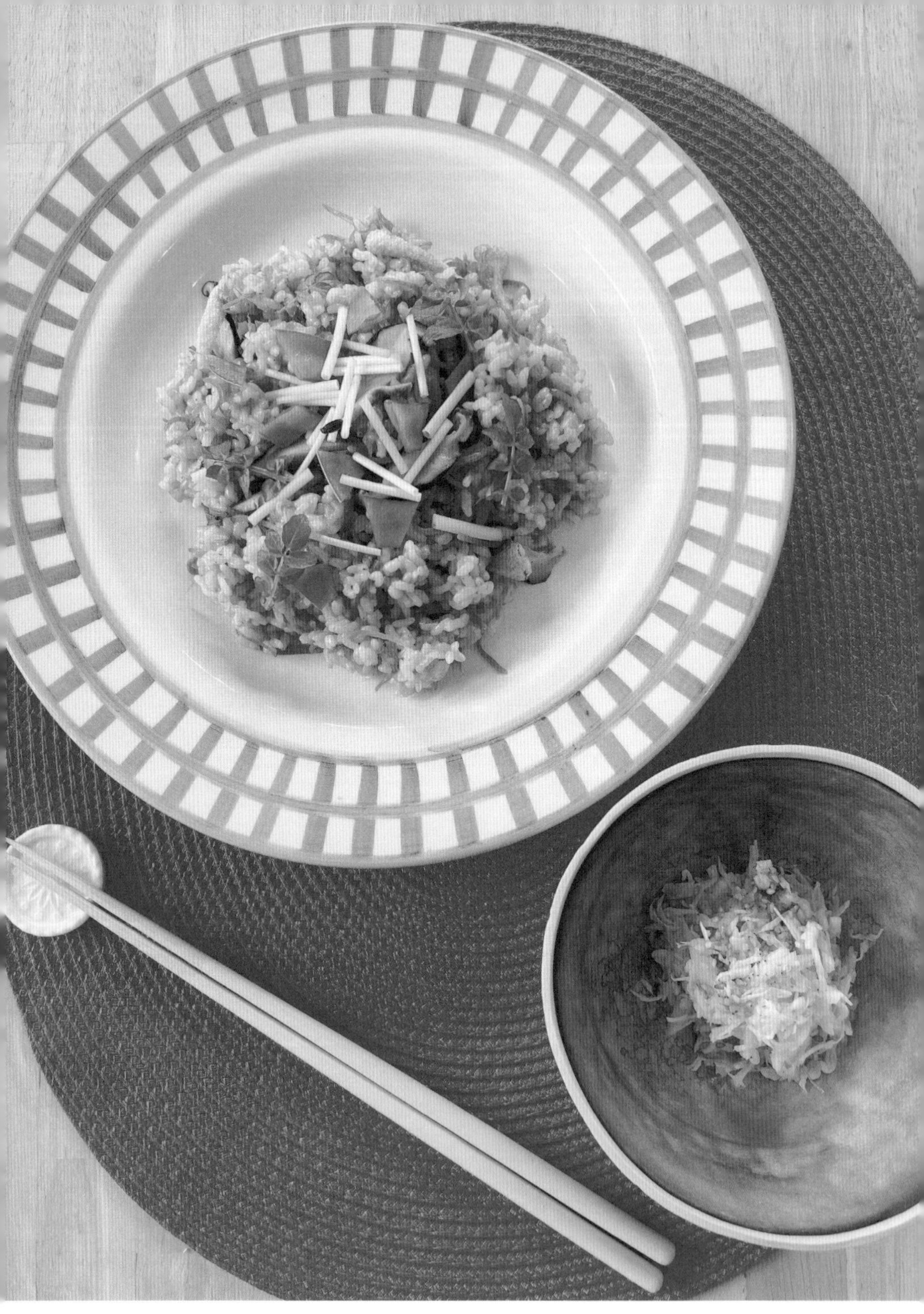

春

にんじんと油揚げのバラ寿司

材料

（酢飯）

玄米ご飯…茶碗4杯（600g）

ゆず酢…¼カップ（50cc）

（具）

にんじん…中1本　干し椎茸…4枚

油揚げ…1枚

（調味料）

塩・しょうゆ…少々

（飾り用…適宜）

・海苔→軽く火にあぶり細かくちぎる

・絹さや→さっとゆでる

・大葉→細い千切り

①炊いた玄米ご飯にゆず酢を振り入れ、よく混ぜ合わせ酢飯を作る。

②にんじんを千切りにし、土鍋に入れ塩を少々振って15分くらいおく。にんじんから水分が出たら弱火で乾煎りし、焦がさないように水分を飛ばす。

③水分が完全に飛び甘い香りがしてきたら水約大さじ1を入れ蓋をし、蒸し煮にする。水が無くなったら火を止めそのまま10分おく。→**50頁基本の「き」蒸しにんじん参照**

④干し椎茸は水に戻した後みじん切りにし、フライパンで乾煎りする。水分が飛んだらしょうゆ小さじ1を回しかける。

⑤油揚げはそのまま細い千切りにし、フライパンで乾煎りしカリカリになったら軽く塩を振っておく。細かいカスは捨てておく。→**23頁基本の「き」その3参照**

⑥①の酢飯に③④⑤を混ぜ合わせる。皿に盛ったら、海苔、絹さや、大葉を散らす。

春キャベツの甘酢和え

材料

キャベツ…大1枚（100g）

炒り白ごま…小さじ1

（A）

りんご酢…大さじ1

メープルシロップ…小さじ½

塩…少々

①キャベツは千切りにし、（A）を合わせよくもむ。

②白ごまを振り入れる。

もう1品

タンポポコーヒーゼリー

タンポポコーヒーはたんぽぽの根をきざんで乾燥させたものを焙煎した飲み物です。体をとても温め、独特の苦みは身体の中の毒素を外に出す性質を持っています。→**87頁参照**

＊材料　タンポポコーヒー…カップ2（400cc）

メープルシロップ…大さじ2

寒天フレーク…大さじ1

①すべての材料を鍋に入れ弱火にかけ、かき混ぜながら寒天をよく煮溶かす。

②寒天が溶けたら器に入れて冷やし固める。

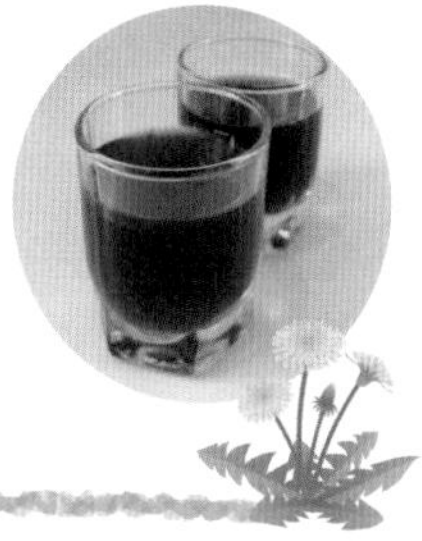

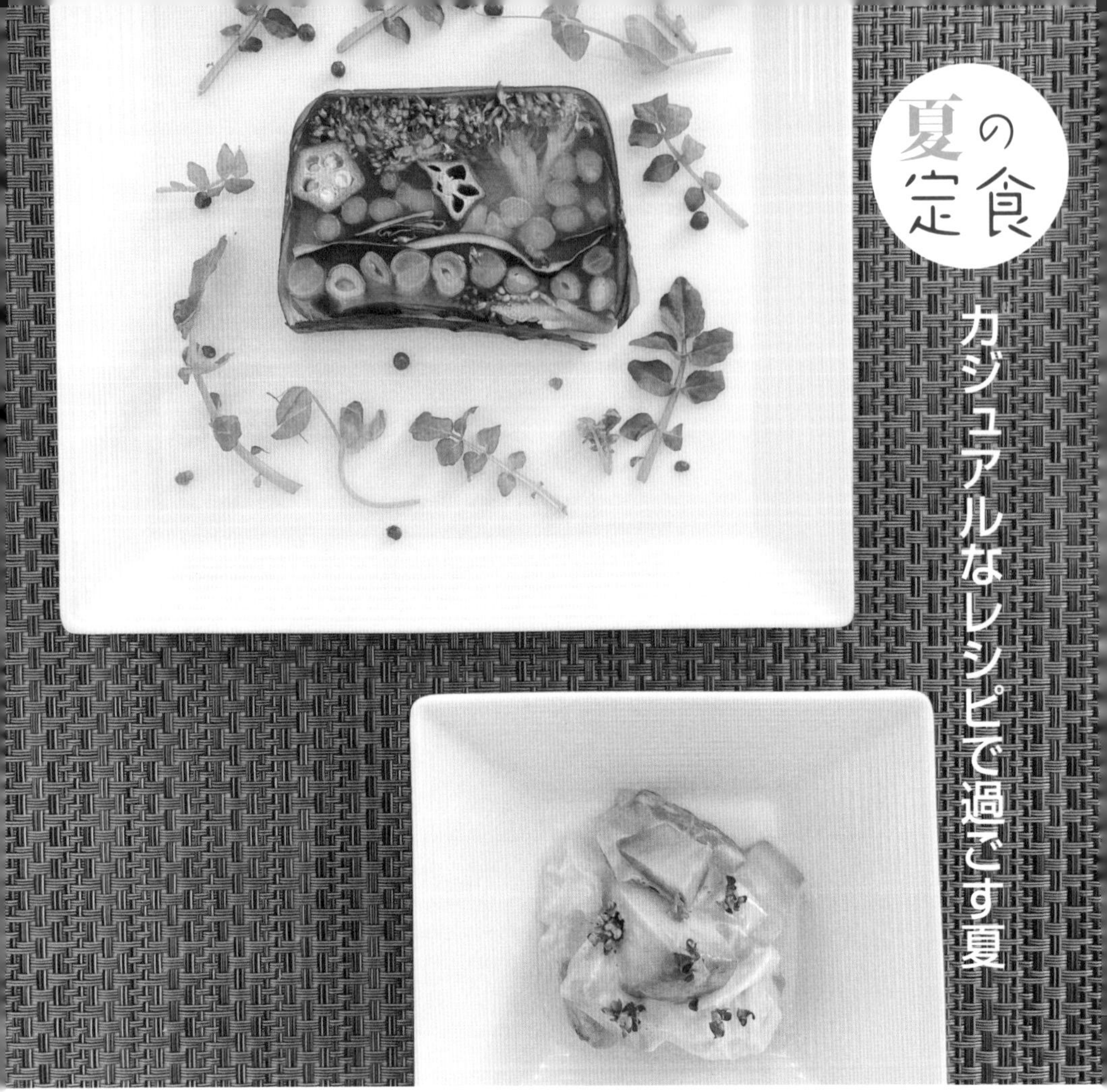

夏の定食

カジュアルなレシピで過ごす夏

夏の陽性の季節に移行する時期の野菜は、身体を冷やしてくれたり緩ませてくれる効果があります。食べて猛暑を乗り切る体をつくりましょう。この時期の玄米は圧力鍋で炊いたものよりあっさりと炊ける土鍋がおすすめです。土鍋で炊く玄米は軽いので無理なく続けられます。

冷やすばかりではなく、温めながら緩ませるレンコン、お豆腐に雑穀の組み合わせなど、温かなエネルギー注入も忘れずに。春に引き続きごぼうやにんじんでしっかりと身体の芯を温めるようにします。食欲が落ちやすい夏は、食べやすく食も進む酢飯や粉物も取り入れてみてください。発酵食のテンペが手に入ったらテンペバーガーを作ってみましょう。その意外なおいしさに虜になるはず。

グリーン野菜のジェル

材料
グリーン野菜
（インゲン…10～15本
オクラ…4～6本
ブロッコリー…½個（140g）
アスパラ…3～4本
きゅうり…中2本
だし汁…2カップ（400cc）
寒天フレーク…大さじ2

下ごしらえ
だし汁にしょうゆと塩で好みの味付けをしておき、寒天フレークを振り入れる。

①きゅうりをタテ半分に切り、中の白い部分を薄くタテ切りにし、テリーヌ型に敷き詰めておく。
②各グリーン野菜をゆで、きゅうりを敷き詰めたテリーヌ型に隙間なく詰め、寒天を煮溶かした味付きだし汁を静かに注ぎ、一晩冷やし固める。

アボカドと湯葉のしょうゆ麹和え

材料
アボカド…中1個
生湯葉…1パック（180g）
しょうゆ麹（**→作り方は左**）…大さじ½

①アボカドは皮、種を取り、1㎝ほどのサイコロ切にする。
②ボールに①と生湯葉を入れ、しょうゆ麹で和える。

湯葉は食べやすい大きさにちぎっておくとよいですよ

◎しょうゆ麹の作り方
保存用ガラス瓶に麹を入れ、しょうゆをひたひたになるくらい入れてよくかき混ぜる（しょうゆと麹はほぼ同量）。ゆるく蓋をして室温で。数日おきにかき混ぜ5～7日後に冷蔵庫へ。甘い匂いがしてきたらでき上がり。甘味がもう少し欲しいときは麹を足す。

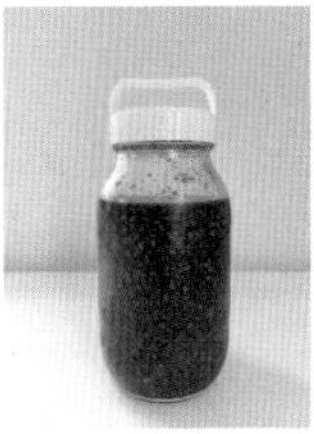

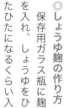

もう1品　こんにゃく炒め

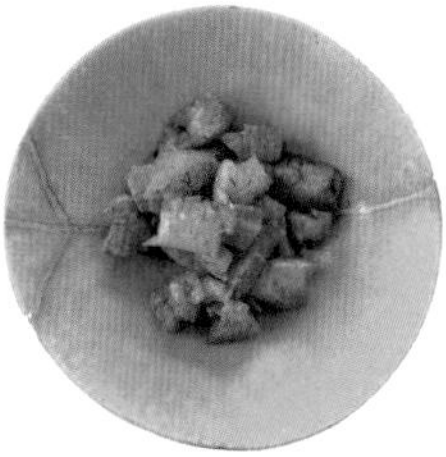

材料
こんにゃく…1枚　しょうゆ…大さじ1　七味…適宜

①こんにゃくは表面に細かく切り目を入れ、塩でもんで5分ほどおき、熱湯で5分ほど湯がく。
②①を湯から上げ、冷めたら一口大にちぎる。油をひいたフライパンで炒め、しょうゆを回し入れ、最後に七味を振る。

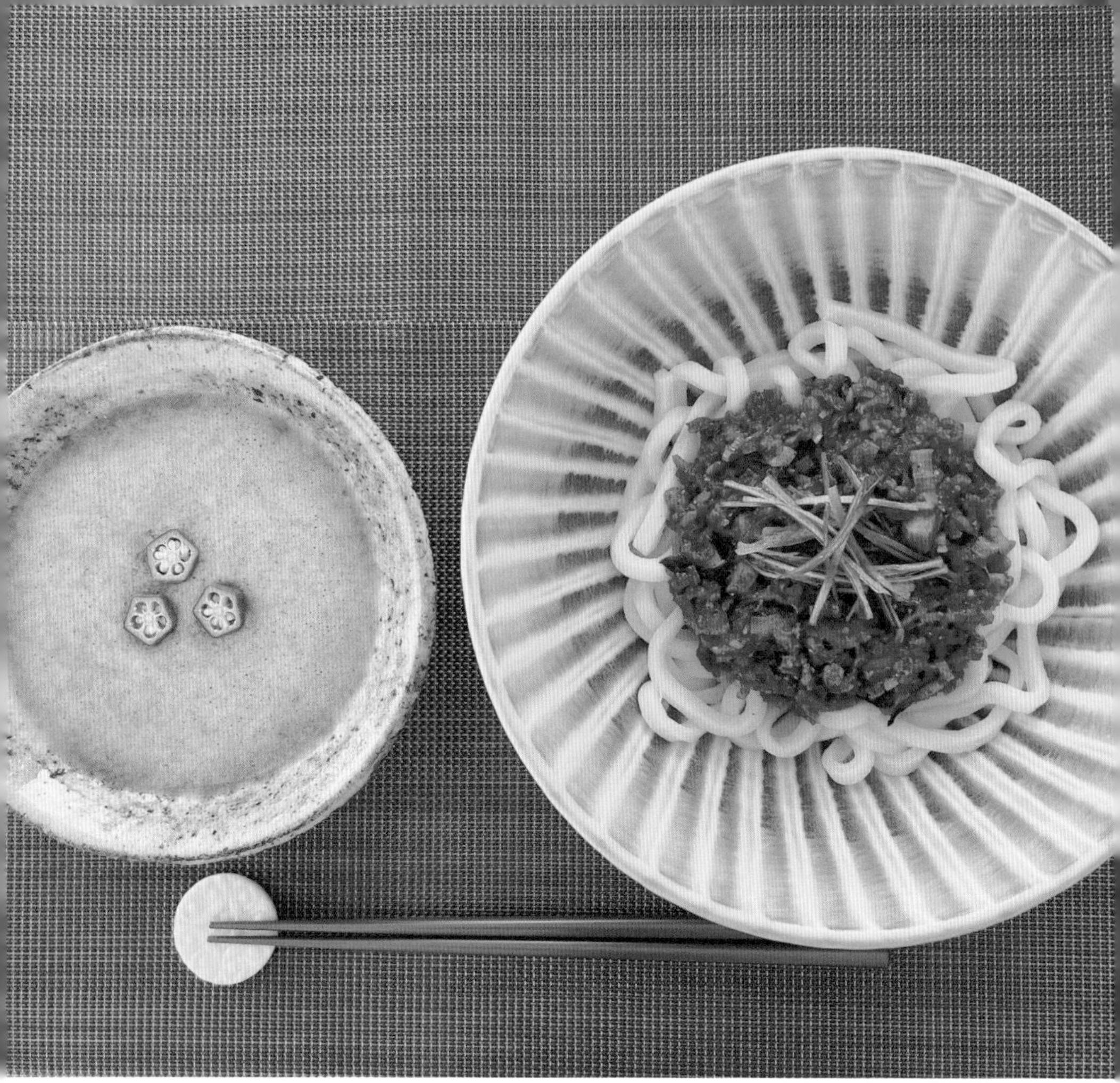

しょうゆ麹とみそだれの冷やしうどん

材料
うどん（生めん・2人分）…240g
Ⓐ
にんじん（みじん切り）…中½本（70g）
長ねぎ（みじん切り）…1本（白い部分100g）
干し椎茸（水で戻してみじん切り）…1枚
Ⓑ
みそ…大さじ1〜1½
しょうゆ麹…大さじ1
白練りごま…大さじ1

青ねぎ（小口切り）…適宜

①うどんは茹でて水にさらし、ざるにあげておく。Bの材料はすべて合わせて練っておく。
②Aの材料を干し椎茸→長ねぎ→にんじんの順によく炒める。途中、各野菜に下味を付ける。→**24頁基本の「き」その6参照**
③②にBを入れよく合わせたあと、水大さじ1を入れなめらかにする。
④①のうどんを皿にのせ（硬くなっていたらもう一度水にさらす）、③のたれをかけ、青ねぎを散らす。

オクラの冷汁

材料
オクラ…4~5本
だし汁（**↓作り方は左**）…2カップ（400cc）
塩…少々　しょうゆ…大さじ1
氷…四角いもの約5個

①オクラはかまを取って塩で揉んだ後、お湯で軽く湯がき、ざるにあげて冷ましておく。
②①をタテ半分に切り、だし汁、氷と共にミキサーにかける。苦みが苦手ならば種は取る。
③②を鍋に移し、塩、しょうゆで味をととのえる。

◎だし汁の作り方
水2カップ（400cc）に干し椎茸1枚と昆布5~10㎝を入れ約2時間置き、椎茸が柔らかくなったら弱火にかける。お湯に小さな気泡が上がってきたら昆布だけ取り出し、そのまま30分~1時間弱火にかけてでき上がり。**↓77頁本格だしの取り方参照**

コラム　夏の甘酒・乳酸菌の宝庫

夏といえば麹を使った甘酒があります。俳句の夏の季語にもなっている甘酒は消化吸収がよく、夏バテを防止する栄養飲料として昔から愛飲されています。麹は日本の発酵食品には欠かせないものので、甘味を出し、乳酸菌の宝庫で、なぜか日本にだけ存在している不思議な菌。みそは麹がなければできませんし、麹そのものをしょうゆにつけ込むとまろやかなしょうゆ麹、塩と水とを合わせ発酵させる塩麹と、どれもお料理に深みを与え、身体にとてもよい調味料です。

甘酒は麹と水で作りますが、炊いたお米を入れて作る「うす造り」という作り方もあります。うす造りは炊いたお米によって味が違う面白さもあり、発酵をさらに進めるとお酒（どぶろく）になります。普通に炊いたお米とおかゆ、どちらでもでき、発酵力の強い甘酒となります。麹と水だけで発酵させるものは「早造り」といい、私がよく作る甘酒はもっぱら早造りです。甘酒作りにヨーグルトメーカーがあると便利で、麹と水の比率は1対1、50~60度で6~7時間置くとおいしい甘酒ができあがります。一般的に販売されている麹は真っ白ですが、稲藁で自然発生した麹は黒緑がかった色に近く、甘味はそんなに強くはありませんが、後をまったく引きません。喉にも引っかからずスッと消えます。土着の原種に近いものほど抗酸化力が強いですが、現代では自然発生させた菌の麹は手に入りにくくなりました。温度、時間、そして水が菌とのコラボで作り出す発酵の世界は奥が深く、その場所や空間環境、作り手によってもでき上がりが違います。菌が発酵しやすい場は人にとっても居心地が良いので、発酵具合は自身の住環境バロメーターにもなります。

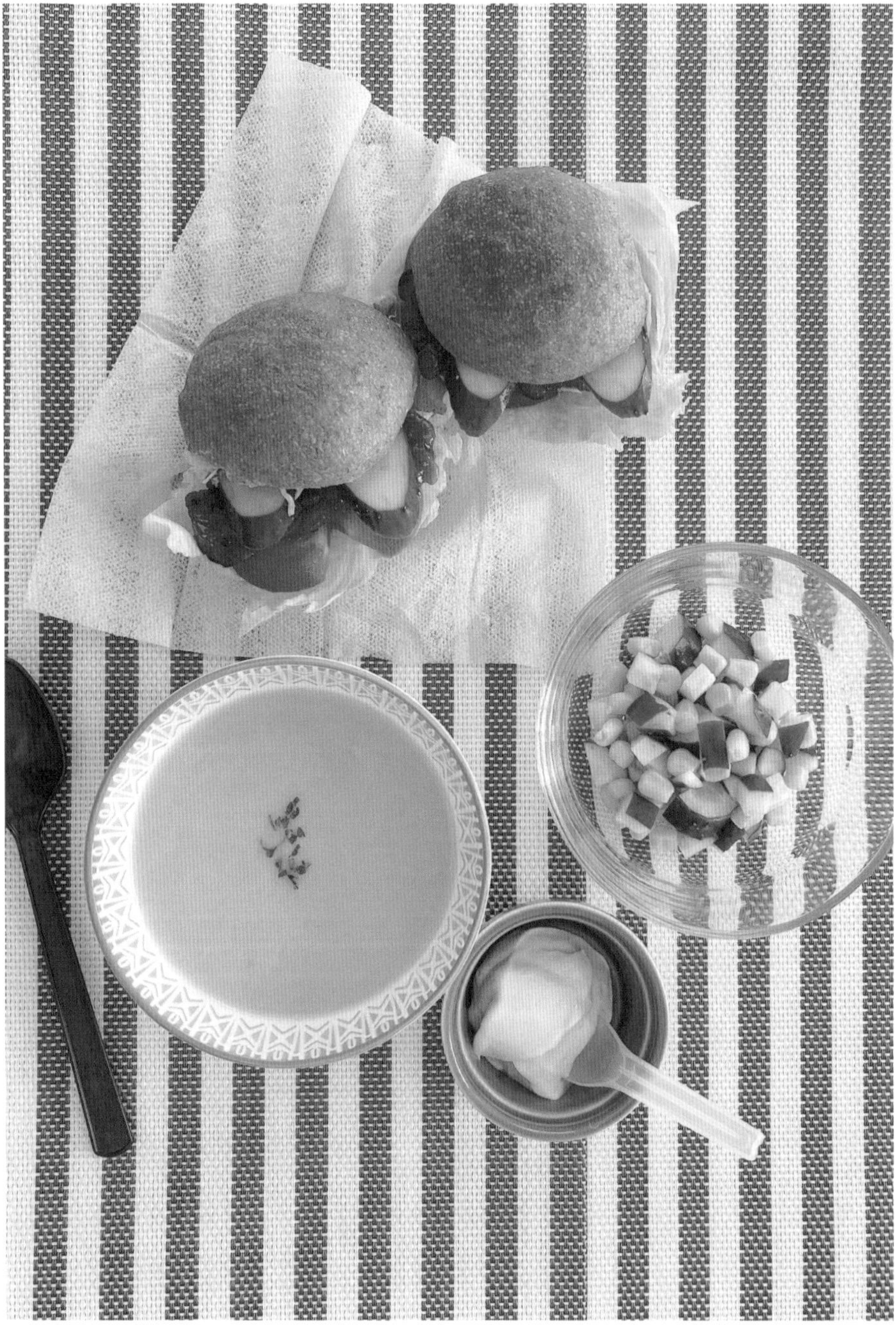

夏

テンペバーガー

材料
バーガーパン…4個 **(↓作り方は下)**
オリーブオイル…大さじ4　テンペ…6枚
トマト…½個　きゅうり…½本
キャベツ…大1枚（約100g）　レタス…4枚
ソイ・マヨネーズ…小さじ4 **(↓作り方は下)**

(A) メープルシロップ…大さじ4　しょうゆ…小さじ1½　しょうが汁…小さじ½
マスタード…小さじ½　水…¼カップ（50cc）

①Aの材料を泡だて器でよく合わせておく。
②フライパンに油をひき、テンペの両面がきつね色になるまで焼く。
③②に①を入れ、水気が無くなるまで返しながら照り焼き風に中火から強火で煮詰める。
④トマトは4枚にスライス、きゅうりは8枚の斜め薄切り、キャベツは千切りにする。
⑤バーガーパンは具が挟めるように切り開き、オーブンでさっと温め、切った面の上下にオリーブオイルを塗っておく。
⑥下部のパンの上にレタス、トマト、テンペ、きゅうり、キャベツ、ソイ・マヨネーズの順に重ね、最後にパンの上部を乗せる。

きゅうりとコーンのコロコロサラダ

材料
きゅうり…中1本
コーン缶…ミニサイズ1缶

(ソイ・マヨネーズ)
豆腐…170g（よく水を切っておく）
きび飴…大さじ1　菜種油…¼カップ（50cc）
酢…大さじ1　みそ…小さじ½　塩…少々

①きゅうりは1cm弱のサイコロ切り、コーン缶はよく水気を切っておく。
②ソイ・マヨネーズの材料をすべて合わせ、なめらかになるまでミキサーにかける。
③①と②を合わせる

バーガーパン

材料
強力粉…2½カップ（200g）
全粒粉…½カップ（50g）　塩…小さじ1
天然酵母…大さじ1（生種）　水…150cc

①水と天然酵母（生種）を合わせておく。
②ボールに2種の粉と塩を入れ、①を加え10分ほど手でこねる。
③生地がなめらかになったらボールの中で丸くまとめ、ビニール袋をかけてそのまま置く。2倍くらいの大きさになったら4等分にし、それぞれ丸め、軽く手でつぶす。
④オーブン皿に並べビニール袋をかけ、もう一度約2倍の大きさになるまで発酵させる。
⑤2倍になったら④の生地に霧吹きで水分を与え、200度のオーブンで15分ほどきつね色になるまで焼く。

オニオンポタージュ

材料
玉ねぎ…中2個　水…2カップ（400cc）
豆乳…¼カップ（50cc）　塩…少々　パセリ…適宜

①玉ねぎはみじん切りにして甘い匂いがするまでよく炒める。
②①を分量の水と共にミキサーにかけ、なめらかなクリームにする。
③②を鍋に移し、弱火にかけながら温め、塩を加え味をととのえ、沸騰させる手前で火からおろし、豆乳を加える。

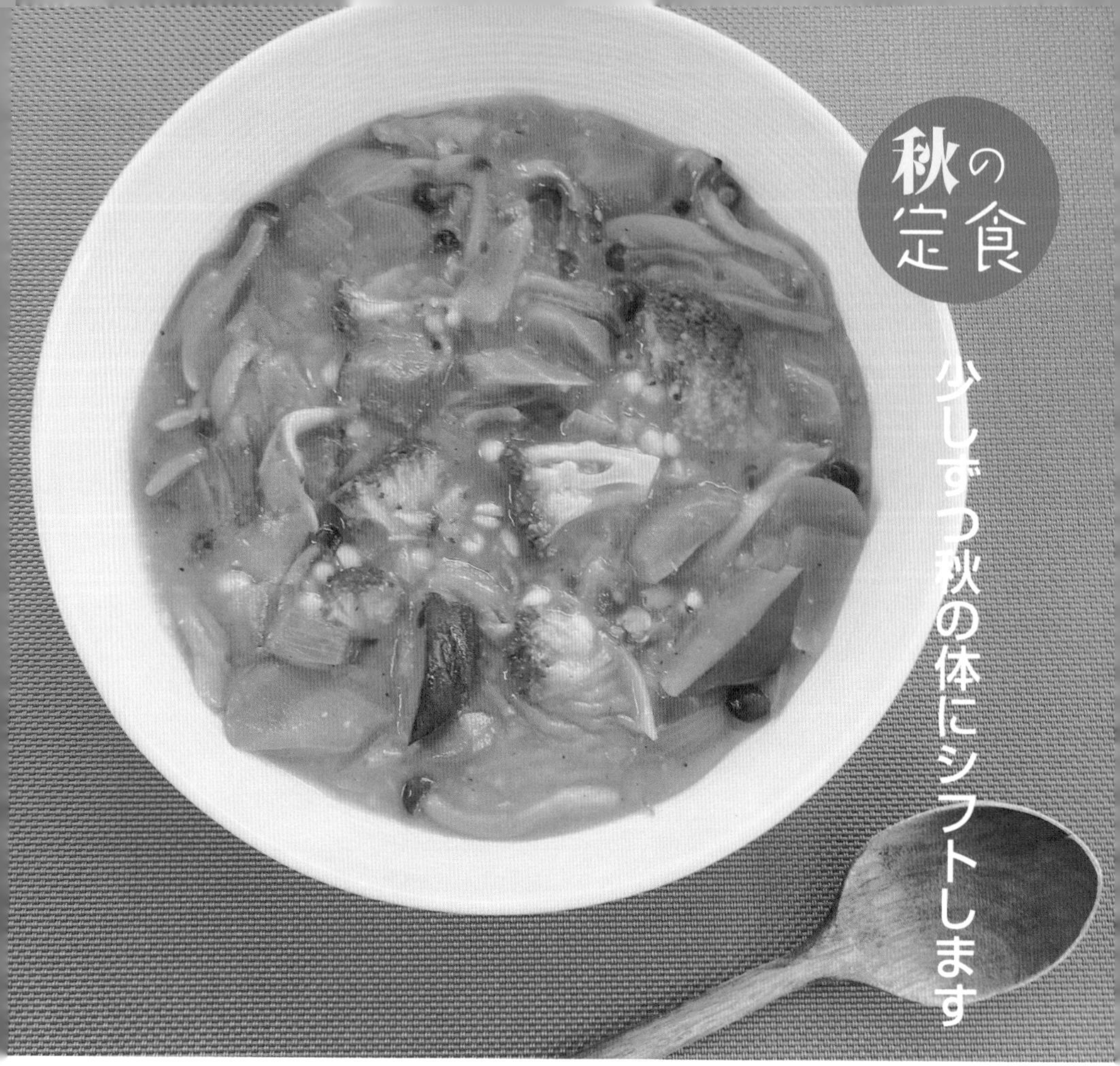

秋の定食

少しずつ秋の体にシフトします

季節は陽から陰のエネルギーに移行します。葛や長芋のように身体を緩ませてくれるけれど冷やさない、温める食材を活用します。春に採れ、上に伸びる野菜ではなく根の野菜を多めに。葛は根ではありませんが、火をしっかりと通すことで薬となり腸を保護してくれます。雑穀はエネルギーを秘めたパワー食材。食べ過ぎると強すぎますが、元気を出したいときや持続力を付けたい時に良い食材です。

豊富な食材に恵まれたこの季節は、ボリューム感があり油を多く使ったものも許される時期です。体もたくさんのエネルギーを必要としていますので、少し多めのカロリーをチャージしておきます。「動」から「静」へと体は変化し、冬至にかけて、蓄えたエネルギーを放射することなく内に内にと溜めていきます。この時期に摂るものが立春過ぎの体に影響してきますので、上質で無添加なものを食べることを心がけましょう。

秋野菜のシチュー

材料

しめじ…1パック（80g）
玉ねぎ…中1個
にんじん…中1本
ブロッコリー…½個（130g）
かぼちゃ…¼個（約330g）
ハト麦…¼カップ（50cc）
だし汁…4カップ（800cc）
豆乳…1カップ　油…適宜

(A)
小麦粉…大さじ4
油…大さじ2

(B)
みそ…大さじ1
塩…少々
メープルシロップ…お好みで少々

下ごしらえ

・ハト麦→3倍量の水で炊く。圧力鍋で重りが回ってから20分回し、蒸らす。
・しめじ→ほぐしておく
・玉ねぎ→くし切り
・にんじん→一口大の乱切り
・ブロッコリー→小枝に分けて硬めに茹でておく
・かぼちゃ→一口大に切り、少なめの水で茹でておく

①土鍋に油をひき、しめじ→玉ねぎ→にんじんの順にそれぞれよく炒める。**↓23頁基本の「き」その3参照**
②①にだし汁を入れ弱火でよく煮込んでスープを作る。
③フライパンにAを入れ、小麦粉の粉っぽさが無くなるまで、焦げないようによく炒める。
④③に②のスープ1カップ（200cc）を少しずつ入れていき、だまにならないようになじませてゆく。
⑤④を②の鍋に入れ、よく合わせ、Bの調味料で味をととのえていく。
⑥味がととのったら火を止め、ハト麦、かぼちゃ、ブロッコリーを加え、豆乳を加えまろやかに仕上げる。

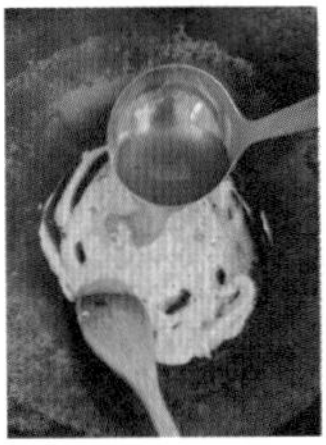

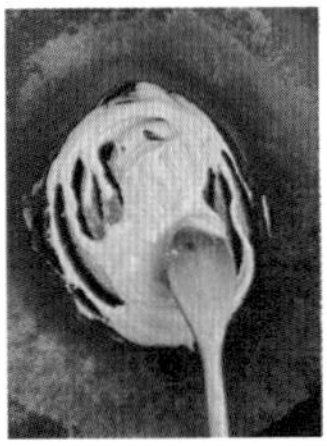

もう1品

昆布と野菜の和え物

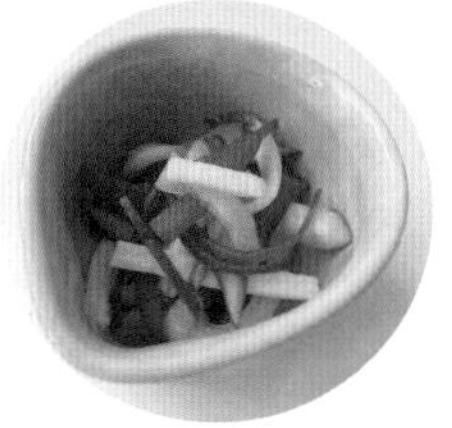

材料　千切り昆布（だしを取った後の昆布）…約10cm
パプリカ赤、黄…各¼個　　長芋…約5cm
きゅうり…中½本　　ゆず酢…大さじ1　　塩…少々

①野菜はすべて千切りにする。そこに塩を振り、昆布を混ぜて粘りが出るまで置いておく。
②ゆず酢を入れ、塩加減を整える。

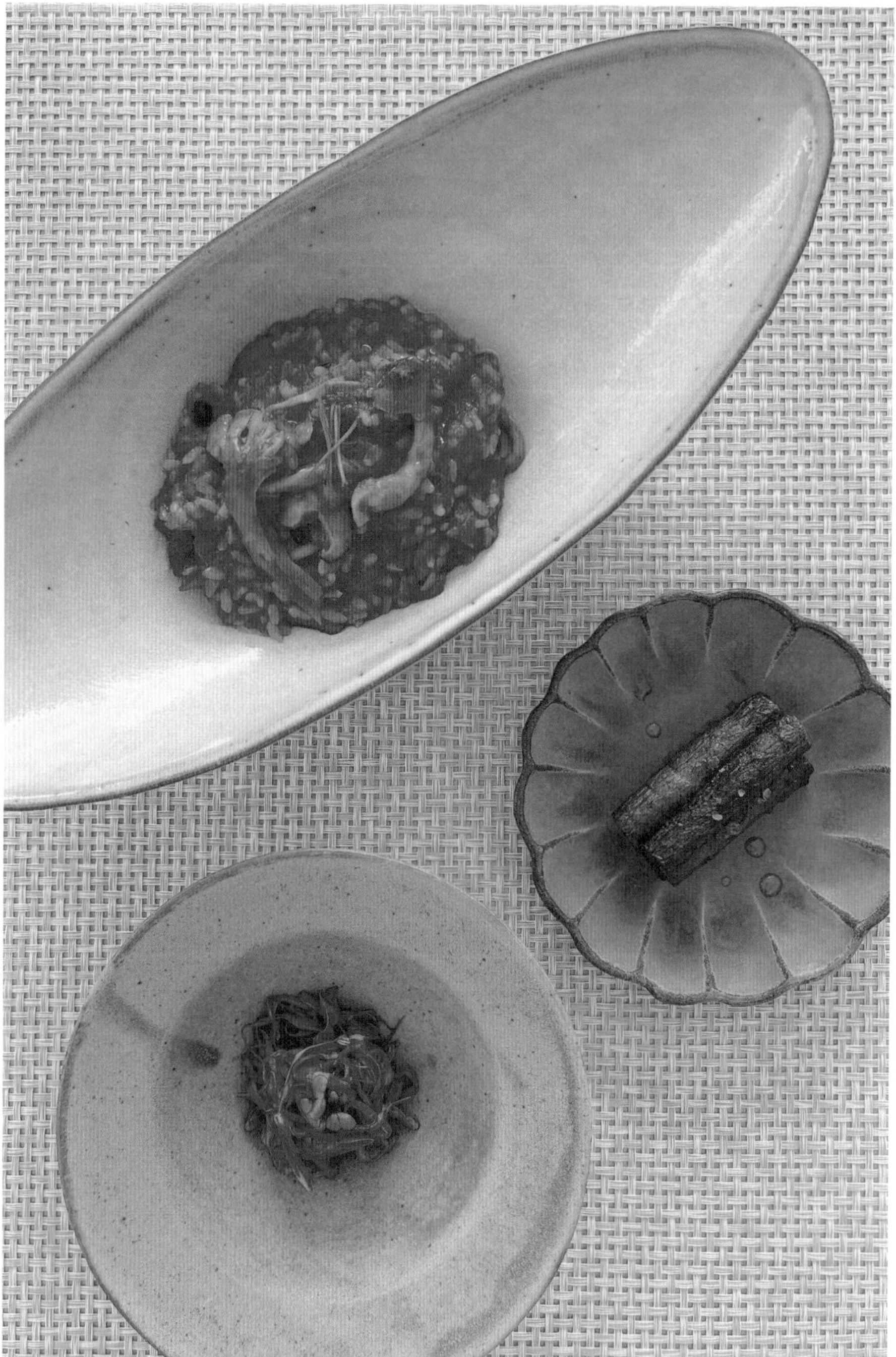

秋

きのこのリゾット

材料
玄米…3合
干し椎茸…1枚（水で戻して千切り。戻し汁は捨てない）
きのこ…240〜300g（お好みでたくさん）
にんじん（すりおろす）…中1本
玉ねぎ（みじん切り）…中½個（100g）
トマトピューレ缶…1缶（2カップ、240g）
みそ…大さじ1　塩…少々
コショウ…少々　オリーブオイル…大さじ2

①フライパンに玄米を入れ、干し椎茸の戻し汁をひたひたに注ぎ（足りない場合は水を入れる）、しょうゆ小さじ1、塩1つまみを入れ、中〜弱火でスープがなくなるまで炒める。
②圧力鍋に、きのこ→トマトピューレ→玉ねぎ→にんじん→炒めた玄米→みその順番で重ね入れ、おもりが回ったら弱火で20分火にかける。**→23頁基本の「き」その4参照**
その後火を止め、圧が抜けるのを待つ。
③圧が抜けたら蓋を開け、塩、コショウで味をととのえ器に盛り、オリーブオイルを回しかける。

ごぼうの丸煮

材料
ごぼう…中1本
しょうゆ…大さじ1
ごま油…適宜
水溶き葛…葛粉小さじ1＋水小さじ1

①ごぼうの土をこすり落とし、皮付きのまま4〜5㎝に切り、アクが抜けるまで油でよく炒める。
②①にひたひたの水を入れ、蓋をして煮る。
③水がなくなりごぼうが柔らかくなったらしょうゆを回し入れて味付けし、水溶き葛を入れ、ごぼうに照りを出す。

紫キャベツのコールスロー

材料
紫キャベツ…大1枚（100g）
炒り白ごま…小さじ1
(A)
りんご酢…大さじ1
メープルシロップ…小さじ1　塩…少々

①紫キャベツを千切りにし、白ごまとAを合わせてよく揉む。出てくる水分は捨てる。

気になる

ごぼうでお腹の調子を整える

ごぼうの丸煮は、ひたひたの水を入れるときに梅干1個を一緒に入れて煮ます。そうするとお腹の調子を整える薬になります。濃い目におしょうゆで味付けをしておけば日持ちもするので旅行にも携帯できます。

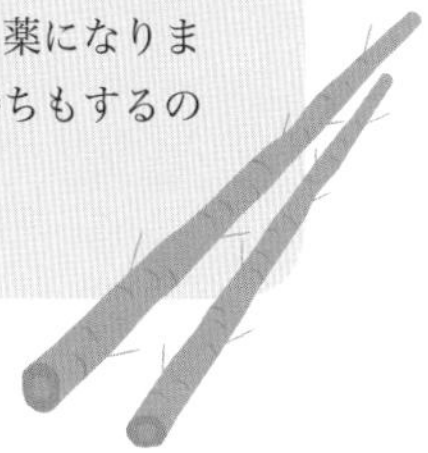

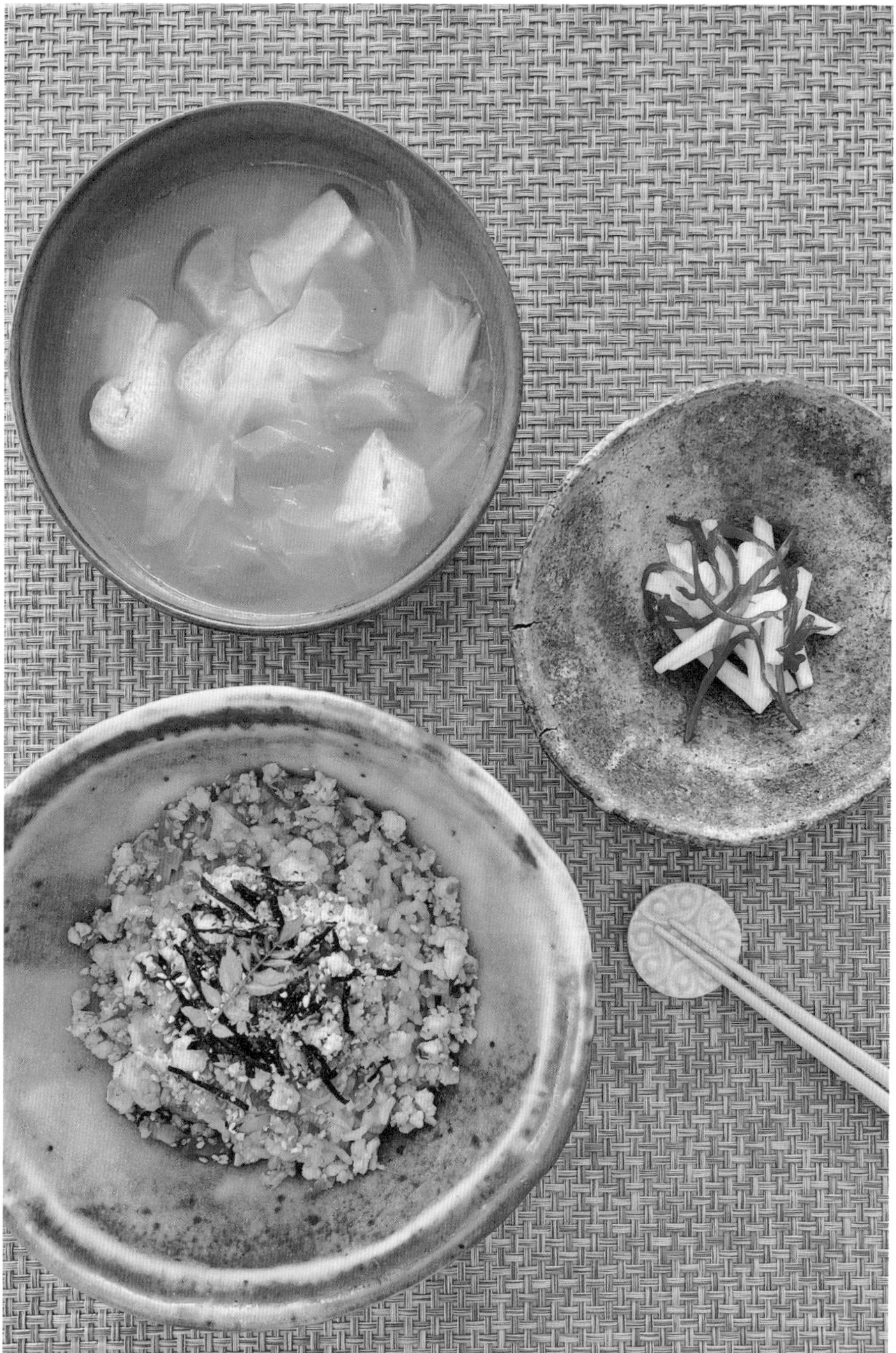

秋

豆腐そぼろ丼

材料　★鉄板レシピ

木綿豆腐…⅔丁（200g）
干し椎茸…2枚
にんじん…中½本（70g）
玉ねぎ…中1個
しょうゆ…大さじ1
塩…小さじ¼
刻み白ごま・海苔…適宜

下ごしらえ

豆腐→水切りしておく
干し椎茸→水で戻してみじん切り
にんじん→細いささがき
玉ねぎ→みじん切り

①野菜を、干し椎茸→玉ねぎ→にんじんの順に炒める。→**24頁基本の「き」その6参照**
②野菜を鍋の端に寄せ、水切りした豆腐を手でほぐしながら入れていき、水気が完全になくなるまでよく炒める。
◎お豆腐から出る水分はしっかりと火で飛ばします。そのほうが味も付くし、より陽性になります。
③豆腐がそぼろ状になったら、全体を合わせ、しょうゆ、塩で味を付ける。
④玄米ご飯の上に③を盛り、海苔と刻み白ごまを散らす。

葛のトロトロスープ

材料

キャベツ…大1枚（100g）
にんじん…中½本（70g）
玉ねぎ…中½個（100g）
油揚げ…½枚
塩…少々
しょうゆ…小さじ2
葛粉…大さじ1（同量の水で溶かしておく）

①野菜は好みの大きさに切る
②土鍋にキャベツ→玉ねぎ→にんじん→油揚げの順に重ね入れ、水からゆっくりと弱火にかける。→**23頁基本の「き」その4参照**
③野菜に火が通ったら、塩、しょうゆで味付けをし、水で溶いた葛粉を入れ、とろみを付ける。
◎葛粉はしっかりと火を通す。とろみが出てから最低5分は弱火にかけましょう

大根とふのりのゆず酢和え

材料

大根…5㎝（約120g）
乾燥ふのり…大さじ1（約3～4g）
ゆず酢…大さじ1
塩…少々

①大根はマッチ棒くらいの大きさに切り、軽く塩を振って水分を出しておく。
②乾燥ふのりを①に加え、大根から出た水分で戻しながら軽く揉む。
③ゆず酢を振り入れる。

気になる　葛の火加減

葛は火を中途半端に入れるとお腹がゆるくなることも。練ってよく火を通すことで、適度な整腸作用があります。体質や体調をみて火の加減を変えてみてください。

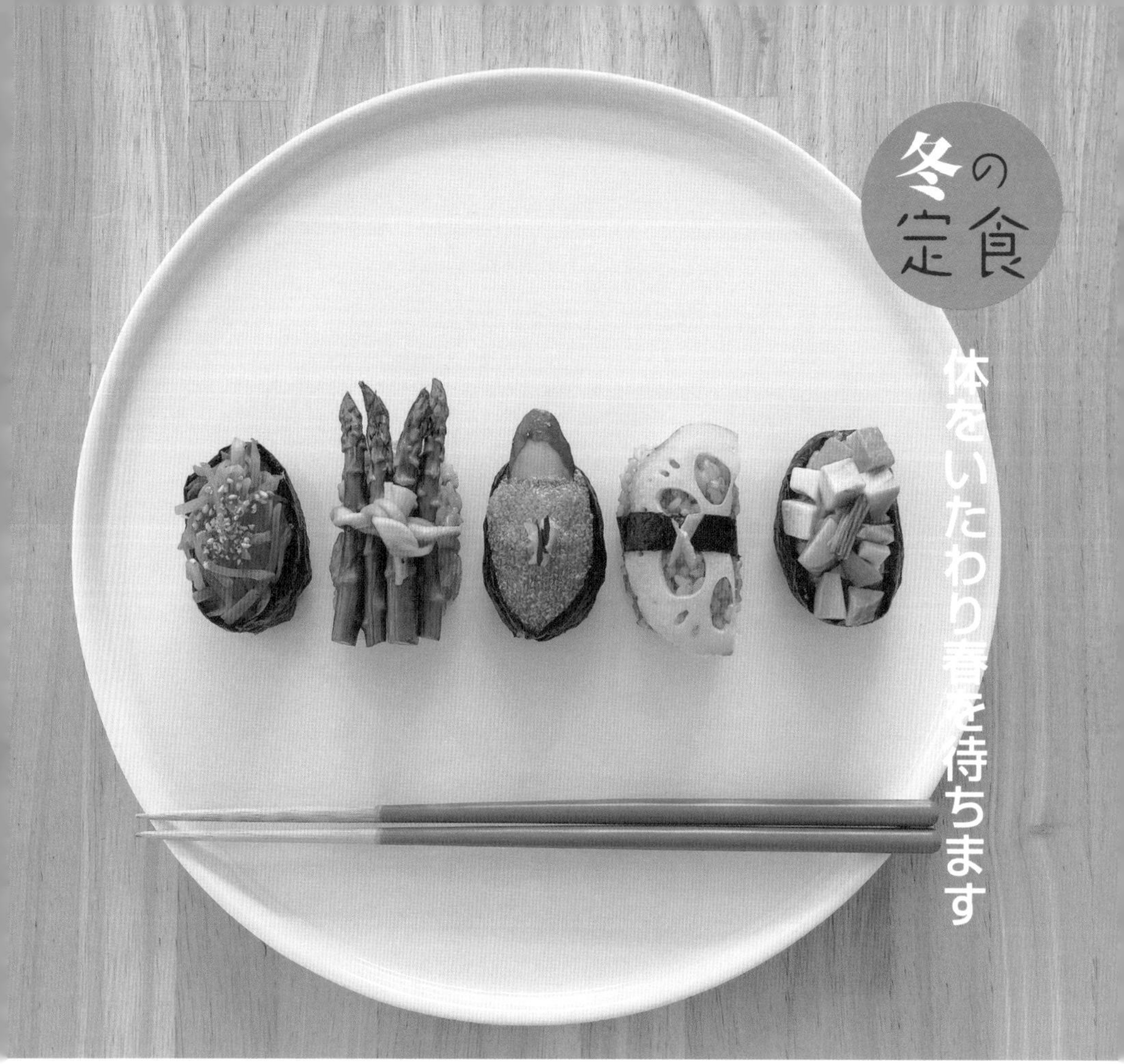

冬の定食

体をいたわり春を待ちます

陰の気が強くなるこの時期は、冬至までにエネルギーを蓄えるのが基本。冬至を過ぎたら身体はすべてを閉じ、静かに春を待つ状態になります。この時期は体をいたわって養生のメニューを意識的に取り入れましょう。小豆粥や七草粥など、昔の人はエネルギーの動きをよく理解していました。ただあまり養生に気を取られると、季節の陰と相まって気持ちが上がりにくくなるので、塩を上手に使っていきます。イベントが続き、ついつい食べ過ぎてしまうことの多い時期です。切り干し大根は体のお掃除をしてくれる頼もしいレシピです。

年が明け立春を過ぎると小さな春が芽生える季節となり、養生もひと段落です。冬至から一月にかけて食べ過ぎてしまった人は体調を崩しやすいはず。瑞々しい初春の野菜は毒素を排出してくれる力を持つので取り入れてみてください。みその発酵パワーも体の底力をつけてくれます。

ベジタリアン寿司

材料

（酢飯）
玄米ご飯…茶碗４杯（約600ｇ）
ゆず酢…大さじ２
梅酢…大さじ１　海苔…適宜

（A）
アボカド…½個
梅たたき…小さじ１
オリーブオイル…小さじ½

（B）
レンコン…50ｇ
七味唐辛子…小さじ½
ゆずの皮…少々

（C）
アマランサス…40ｇ
きゅうり…薄斜め切り４枚（飾り用）
紅ショウガ（飾り用）

（D）
アスパラ…４～５本
かんぴょう…20㎝ ×４～５本

（E）
にんじん…中½本（70ｇ）
白ごま…適宜

下ごしらえ

１個あたり約30ｇを目安に、１人５個 ×４人分の俵型のおにぎりを作っておく。

①Aを作る。細かく切ったアボカドを軍艦巻きにした酢飯にのせ、オリーブオイルでゆるめた梅たたきをトッピングする。

②Bを作る。レンコンを薄切りにして、水½カップ（100cc）、しょうゆ小さじ１、塩ひとつまみ、七味唐辛子と煮る。酢飯にレンコンを乗せ、細く切った海苔で巻き、ゆず皮を飾る。

③Cを作る。アマランサス、水½カップ（100cc）を圧力鍋で炊き、重りが回って５分弱火、火を止めて10分蒸らす。炊きあがったらしょうゆ大さじ１、酢小さじ１、おろしニンニクとみそ各少々を入れ味を付ける。軍艦巻きにした酢飯にのせ、きゅうりと紅ショウガで飾る。

④Dを作る。アスパラを塩茹でし、酢飯の上に乗せる。かんぴょうはひたひたの水、しょうゆ大さじ１、メープルシロップ小さじ１、塩ひとつまみで煮る。酢飯とアスパラをかんぴょうで巻く。

⑤Eを作る。にんじんは細かい千切りにし、ひとつまみの塩を振っておく。水分が出たら弱火にかけ、水分を飛ばしながらゆっくりと乾煎りし、少し硬さが残ってる状態で小さじ１の水を振り入れ、蓋をして煮切る。でき上がった蒸しにんじんを軍艦巻きにした酢飯に乗せ、上に白ごまをかける。**→50頁基本の「き」蒸しにんじん参照**

もう１品

昆布とにんじんの佃煮

材料　戻した昆布…10㎝　　にんじん…中１本
しょうゆ…大さじ１½～２

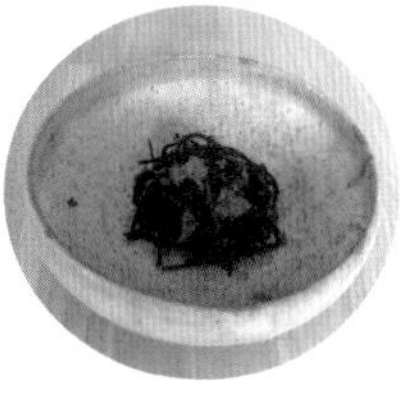

①昆布は千切り。にんじんはすりおろし、塩を軽く振る。
②鍋にしょうゆを煮立たせ、昆布を入れて煮る。途中、硬いようなら水を足し、好みの硬さになるまで煮つめる。
③すりおろしたにんじんは別の鍋でそぼろ状になるまで弱火で乾煎りし、水分が完全に飛んだら昆布と和える。

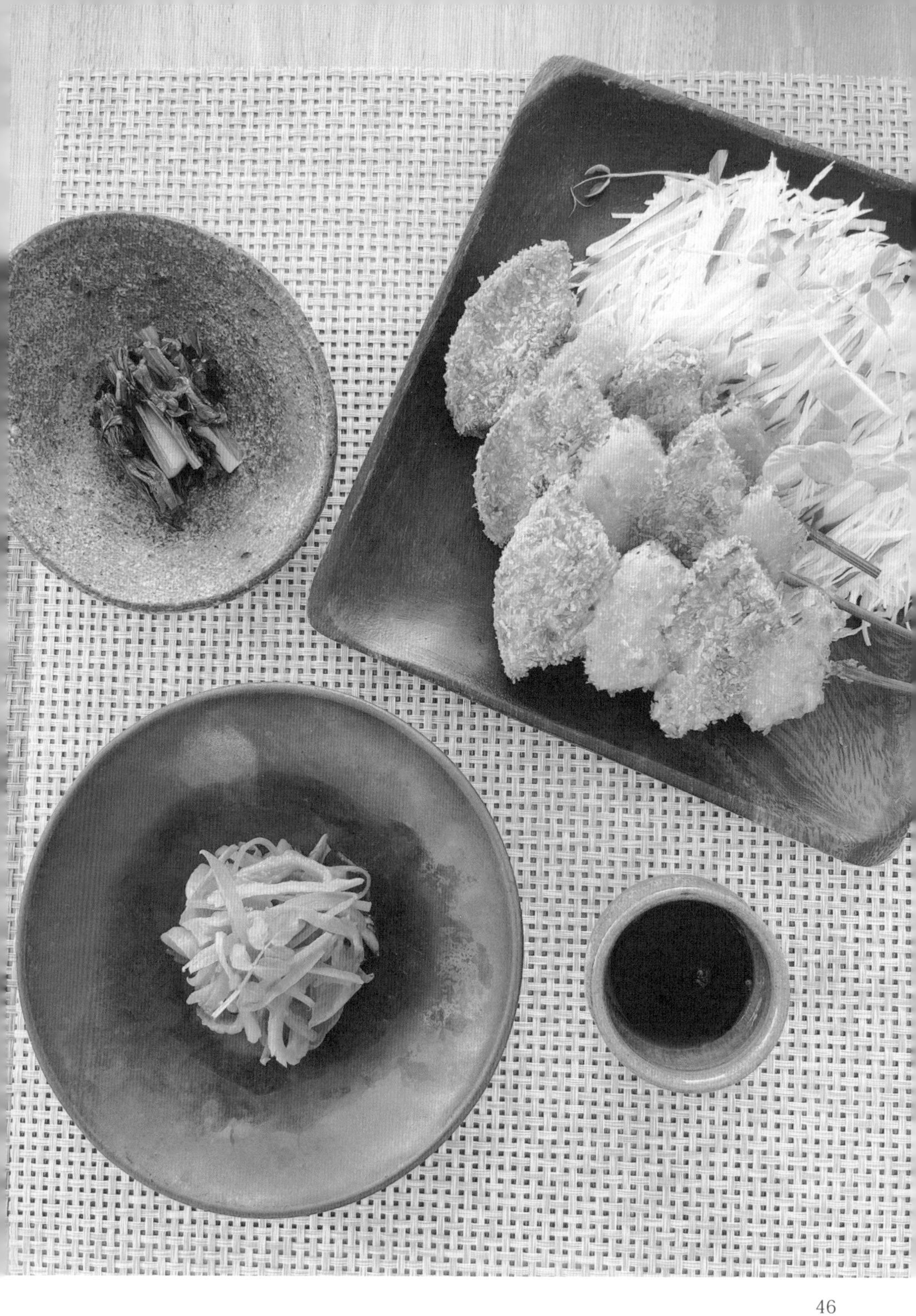

冬

車麩と玉ねぎの串カツ

材料

車麩…4枚
玉ねぎ（くし切り）…中1個
生姜（すりおろし）…大さじ1
小麦粉…適宜
パン粉…適宜
しょうゆ…大さじ2
水…1カップ（200cc）
揚げ油…適量

①車麩は水で割ったしょうゆ、すり下ろした生姜に浸け戻しておく。柔らかくなったら軽く絞って¼に切っておく。
②玉ねぎは車麩と同じ厚みのくし切りにし、両端を斜めに切り落としておく。
③竹串に玉ねぎ→車麩→玉ねぎ→車麩の順に刺してゆき、小麦粉→水溶き小麦→パン粉をまぶして、180度に熱した油できつね色になるまで揚げていく。

切り干し大根

材料

切り干し大根…30～50ｇ
にんじん…中½本（70ｇ）
しょうゆ…小さじ2
塩…少々
白ごま…適宜

①土鍋で切り干し大根を水で戻す。戻した水は捨てずにそのまま使う。
②にんじんは千切りにする。
③①の鍋の切り干し大根の上ににんじんをのせ、軽く塩を振り、弱火で煮る。
④にんじんに火が通ったらかき混ぜ、しょうゆを回し入れ味を付ける。できあがったら上から白ごまを振り入れる。

小松菜と海苔の和え物

材料

小松菜…1束（200ｇ）
海苔…1枚
しょうゆ…大さじ4
水…400cc

①バットにしょうゆ、水を混ぜ合わせて浸け汁を作っておく。
②沸騰したお湯に小松菜の根の部分だけを入れ茹でる。茎がくたっとなったら葉の部分まで湯に入れ、すぐざるに引き上げる。
↓23頁基本の「き」その5参照
③風を当て粗熱を取ったらバットの汁に浸ける。
④15分ほど置いて味を浸み込ませたあと、小松菜を軽く絞り、5㎝ほどに切ってボールに入れ、ちぎった海苔を入れてよく混ぜる。

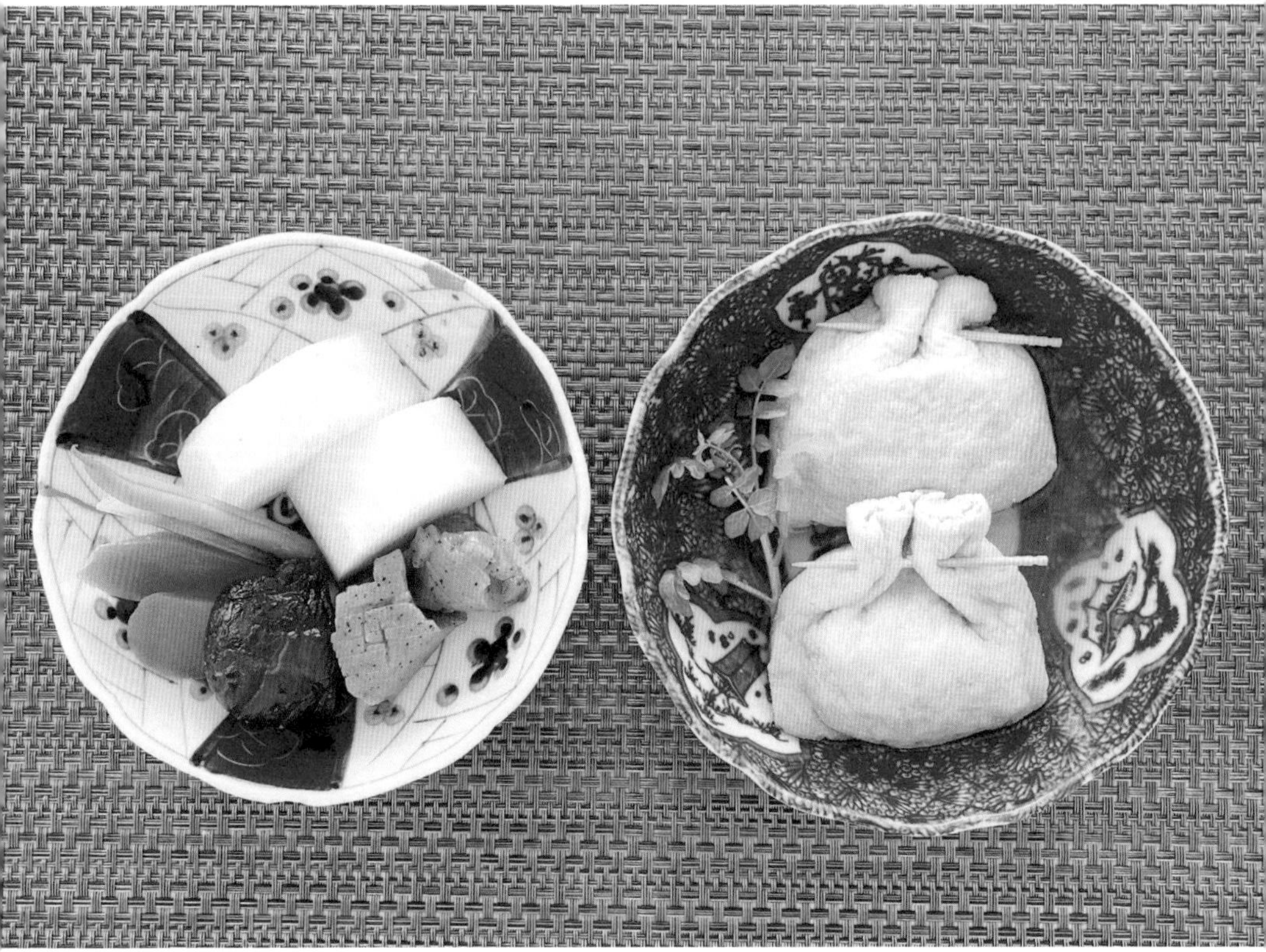

冬

油揚げの野菜茶巾

材料

油揚げ…4枚

(A)

干し椎茸(みじん切り)…2枚(戻し汁は捨てない)

玉ねぎ(みじん切り)…中½個(100g)

にんじん(みじん切り)…中½本(70g)

葛粉…大さじ1(同量の水で溶かしておく)

しょうゆ…小さじ2

塩…少々

①油揚げは片側の端を切り落とし袋状にして、沸騰したお湯に入れ表裏15秒ほど油抜きして冷ましておく。

②Aの材料を干し椎茸→玉ねぎ→にんじんの順に炒め、しょうゆと塩で味を付け、水溶き葛を回し入れ全体がまとまる硬さにする。

→23頁基本の「き」その3参照

③②を①の油揚げに詰め、口を楊枝で止め茶巾を作る。

④小鍋に干し椎茸の戻し汁1カップ(足りない場合は水を足す)、しょうゆ大さじ½、塩少々を入れ、浸け汁を作り、その中に③の茶巾を入れ、味を煮含める

根菜炊き合わせ

材料
大根…厚さ3㎝×4個（400g）
にんじん…中½本（70g）
長芋…厚さ3㎝×4個（160g）
干し椎茸…4枚
こんにゃく（一口大）…4個
インゲン…4本
昆布…約5㎝
塩…適宜
しょうゆ…適宜
メープルシロップ…適宜

下ごしらえ
・大根、長芋→3㎝ほどの輪切り
・大根→面取りをしておく
・にんじん→大きめの乱切り
・こんにゃく→表裏の表面に格子状の切れ目を入れて、沸騰したお湯で下茹でする
・インゲン→さっと湯がいておく

①土鍋に昆布をしき、大根を入れる。大根が沈むほどの水を入れ、柔らかくなるまで弱火でゆっくりと煮る。柔らかくなったら2種を合わせた塩約小さじ¼で味付けをし、鍋のまま冷ます。
②①の煮汁を別鍋に取り、にんじんが被るくらいに水を足し、柔らかくなるまで弱火で煮る。味付けは2種の塩を合わせて小さじ¼、メープルシロップ少々、コクを出す程度のしょうゆで。味付けが済んだら鍋のまま冷ます。
③②の煮汁をまた別鍋に取り、しょうゆ大さじ1、メープルシロップ小さじ1で少し濃いめの味付けをし、煮汁が足りないようなら水を足す。味付けが済んだら鍋のまま冷ます。
④長芋を茹でる。一度煮こぼしたのち、被るくらいの水を入れ、2種を合わせた塩約小さじ¼としょうゆ大さじ½で味を煮含める。
⑤下茹でしたこんにゃくは手で一口大にちぎり、多めの油を引いたフライパンで炒め、しょうゆ大さじ1をかけまわしておく。
↓33頁こんにゃく炒め参照
⑥すべての材料に味が付いたら一つの器に盛り合わせる。

もう1品　けんちん汁

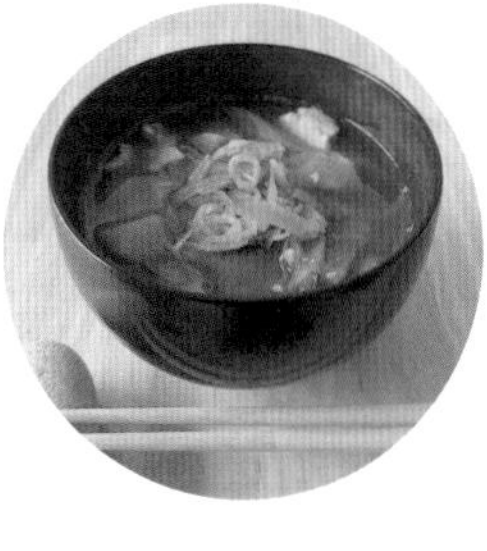

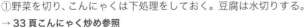

材料　ごぼう…¼本（30g）、こんにゃく…¼枚、大根…50g、里芋…1個、にんじん…⅓本（40g）、長ねぎ（白い部分）…½本（40g）、木綿豆腐…⅓丁（100g）、だし汁（昆布と干し椎茸）…3½カップ（700cc）、みそ…大さじ2～3、しょうゆ…小さじ1、油…適宜

①野菜を切り、こんにゃくは下処理をしておく。豆腐は水切りする。
→33頁こんにゃく炒め参照
②鍋で野菜を干し椎茸→ごぼう→こんにゃく→長ねぎ→里芋→大根→にんじんの順に炒める（陰性の順に）。だし汁を加え、具が煮えたら豆腐を手で崩しながら入れ、みそとしょうゆで味を調える。

料理をはじめる前の基本の「き」

蒸しにんじん

基本の蒸しにんじんの作り方です。最小量の水しか使わないのででき上がりの色が鮮やか。また火が通った状態で材料として加えられるのでにんじんを手軽に追加することができます。3～4日冷蔵庫保存できますので、彩りやアクセントとしても重宝します。

＊次の頁で使っています

P31「にんじんと油揚げのバラ寿司」
P45「ベジタリアン寿司」
P57「玄米巻き寿司」
P67「極上白和え」
P81「中華サラダ」

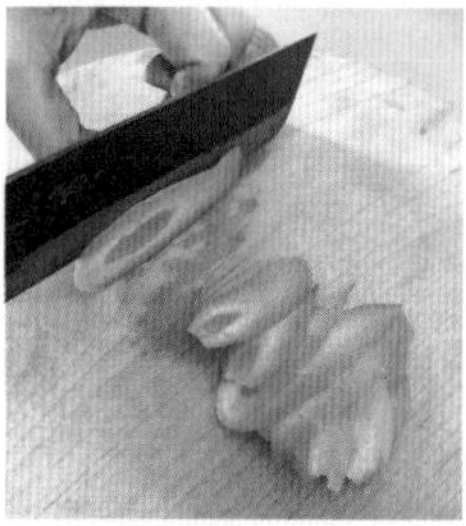

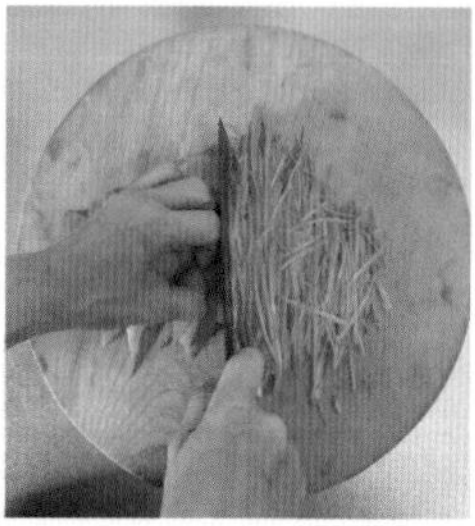

①にんじん（1本）を斜め切りにした後、用途に合わせて千切り、またはみじん切りにする。

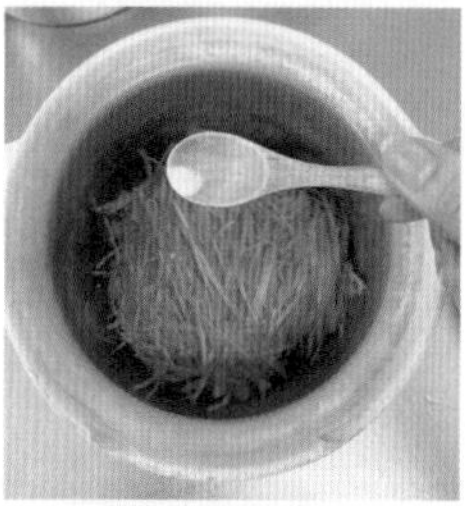

②土鍋に入れ、塩小さじ½を振る。硬いにんじんであれば少し多めに、みずみずしいものであれば少なく。

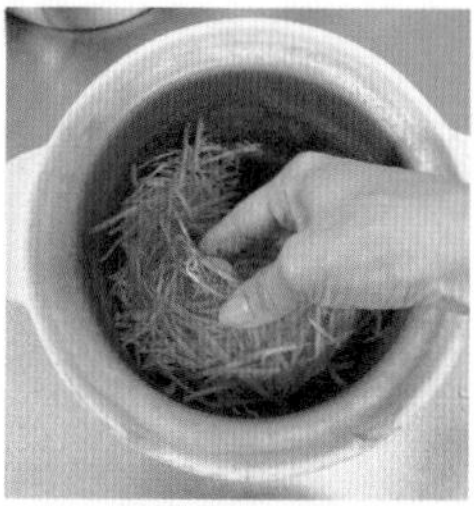

③塩を振った後全体を混ぜ、にんじんから水分が出るまで置く。

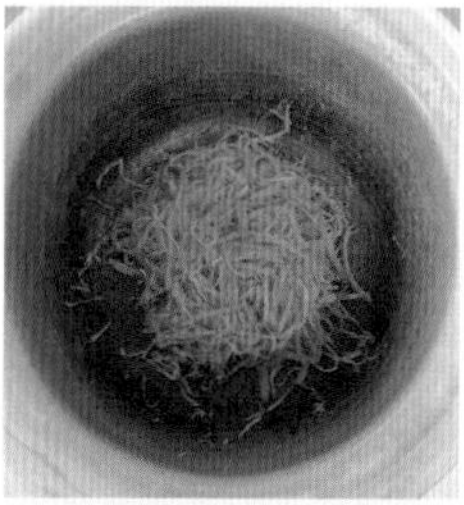

④水分が出たら弱火にかけ、ゆっくりと炒めてゆく。

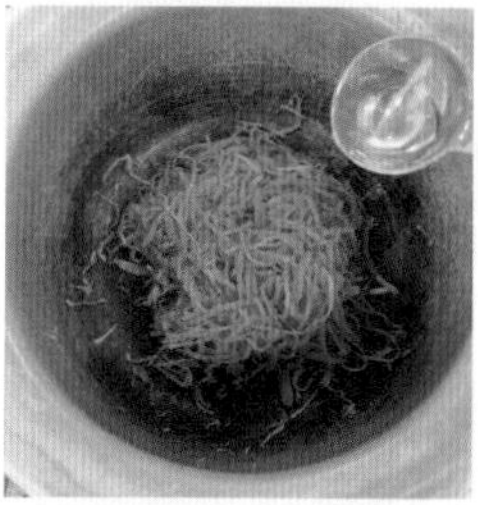

⑤水分が完全に飛び全体量が最初の半分以下となって甘い香りがしてきたら、水大さじ2を加える。

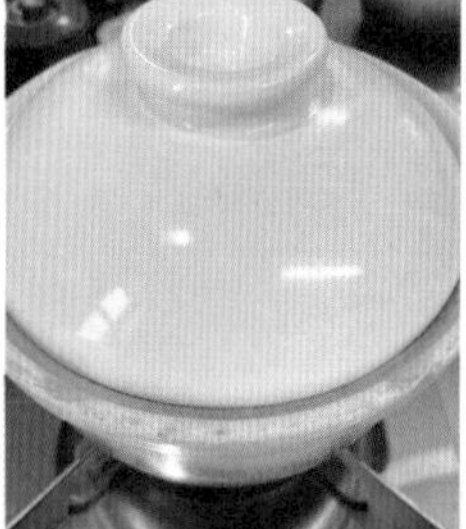

⑥蓋をして5分弱火にかける。火を止めたら10分置く。

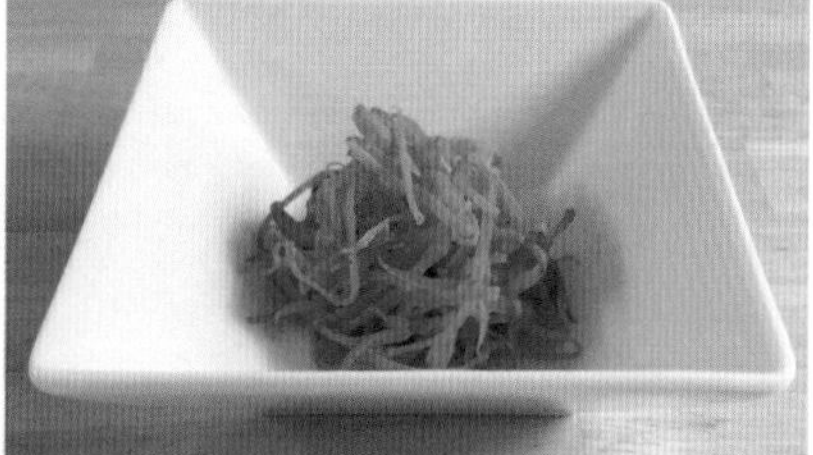

でき上がり

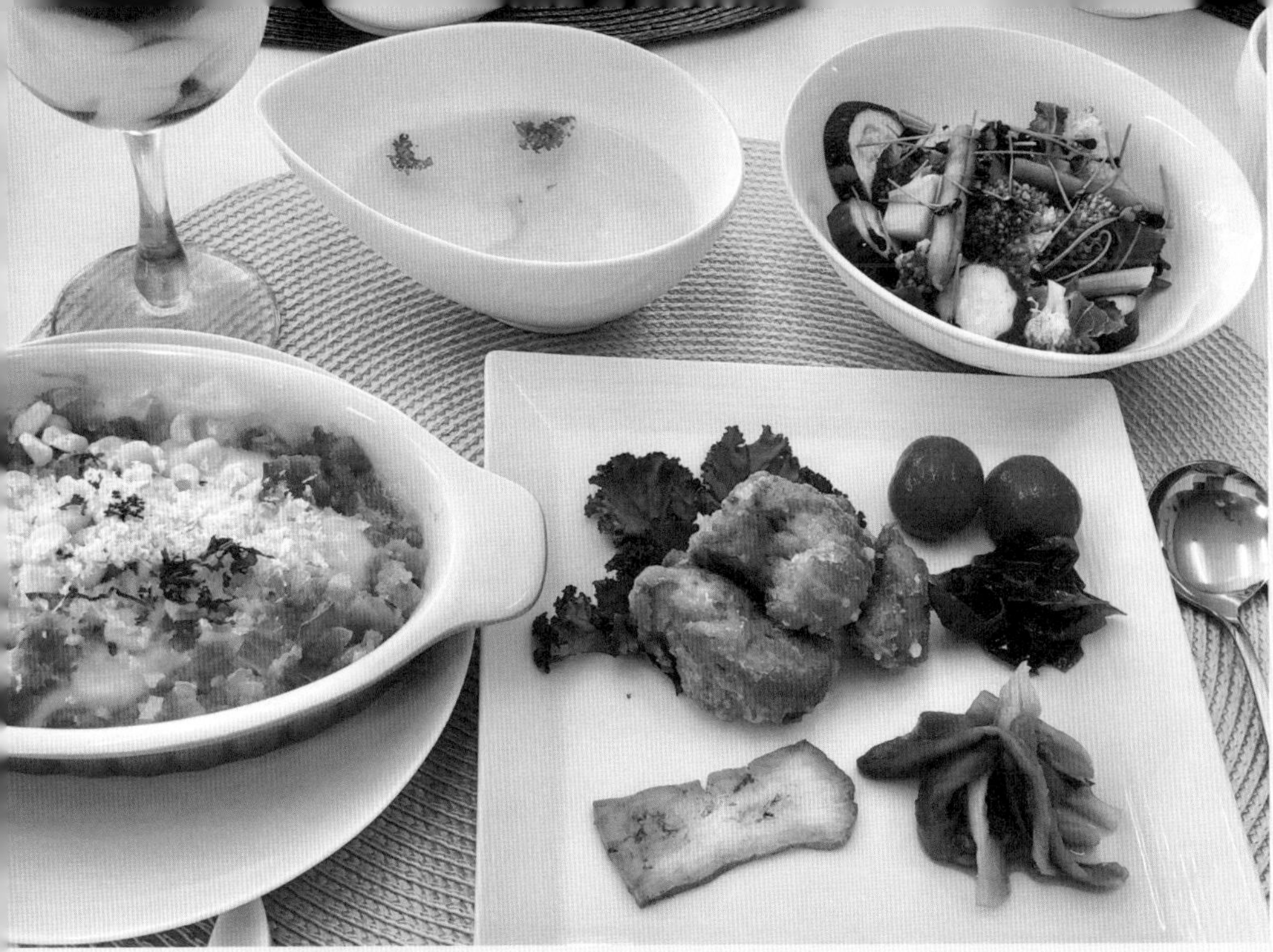

マクロビ基本素材のレシピ

毎日の定番メニュー

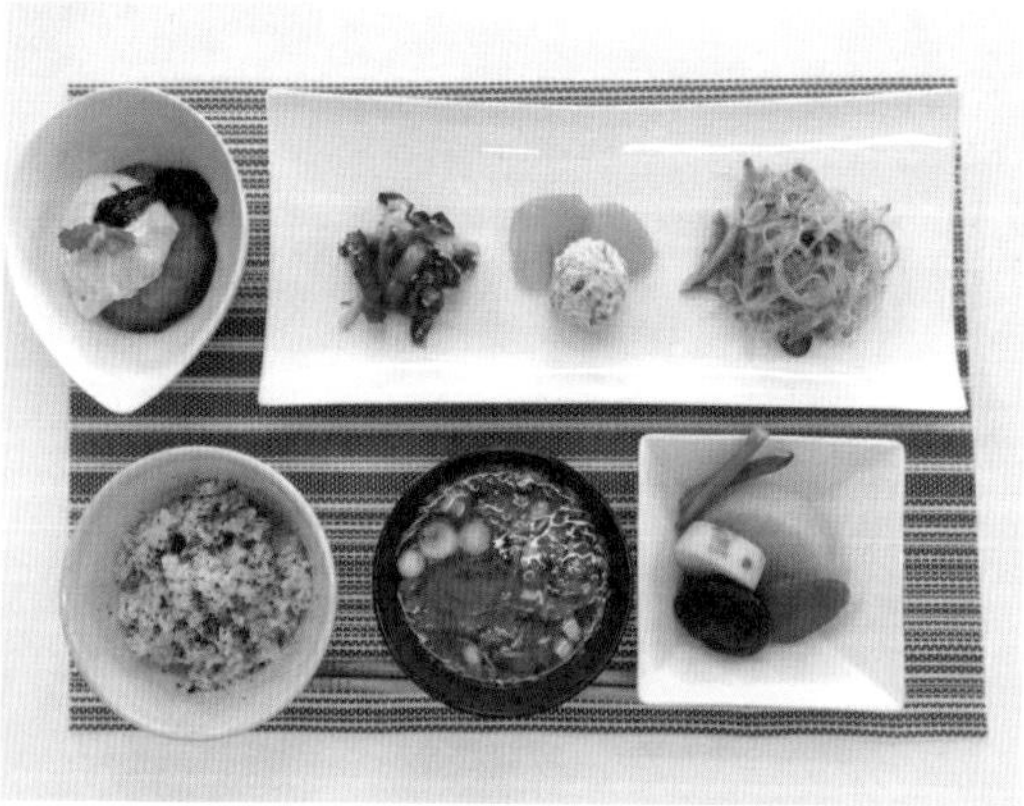

持っている鍋の炊き加減を見つけましょう

玄米が一番おいしく炊けるのは何といっても圧力鍋。炊飯器でも玄米が炊ける機能がありますが、たとえどんなに優秀な炊飯器であっても圧力鍋にはかないません。

玄米は水に浸けておくと発芽します。それは玄米が「種」だからです。精米して白米にしてしまうと、もう芽を出すことはありません。そんな生命力あふれた玄米は、何重にも薄い皮で覆われているためとても硬く、お米の中心までしっかりと火を通すには圧力鍋が一番適しています。

いろいろな圧力鍋がありますが、私が長いこと愛用しているのは、ヘイワ圧力鍋（鋳物屋）です。多くのマクロビアンが長年愛用するこの圧力鍋は、玄米の中心までしっかりと火が通ることを考えて開発されており、玄米をもっちりと炊き上げてくれ、玄米を毎日食べ続けたい人におすすめです。素材はアルミニウム製ですが、混じりけのない純粋なアルミニウムを使って作られています。アルミニウムは安全性が気になるという人は、圧力鍋の中に陶製の小鍋を据え、その中に玄米を入れて二重にして炊くこともできます。

土鍋や炊飯器で玄米を炊くと、炊きあがりはさらりとしたものとなります

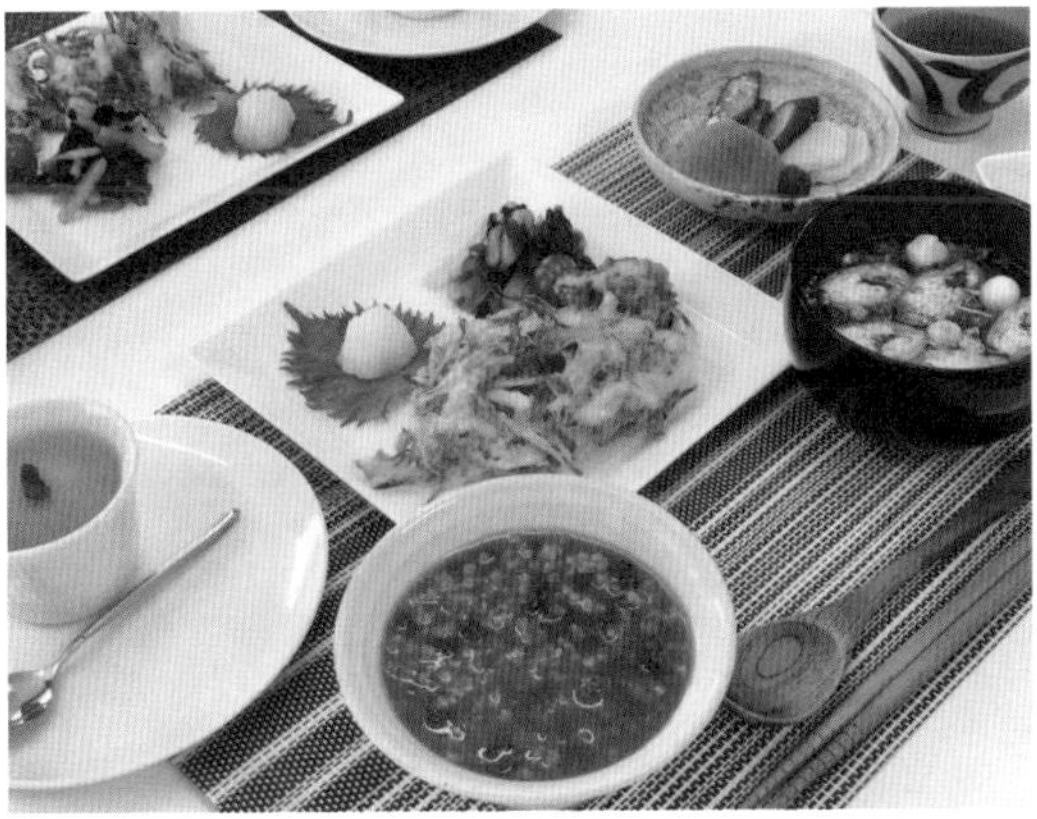

ので、暑い季節や、たまに玄米を食べたい人向きです。

もし玄米を長く食べ続けようと思うのでしたら、お米の中心までしっかりと火を通すことが大事です。中途半端な火の通し方をした玄米を食べ続けると消化に悪く、身体が重たく感じられてきます。よく噛むことができればよいのですが、現代人は飲み込み癖があるため、なかなかたくさんの回数を噛み続けることができません。酵素玄米や寝かせ玄米といって、軽く発酵させた玄米は食べやすく、毎日食べるおすすめの方法のひとつだと思います。また毎日食べるのであれば塩を入れて炊く必要もありません。

玄米にはたくさんのビタミン群やミネラル、食物繊維が備わっています。精米して白米にするということは、それらをすべてそぎ落としてしまうということです。私は子どものころから便秘症で、大人になってからはとくにひどくなり、十代後半からは便秘薬が手放せませんでした。それがマクロビオティックをはじめて玄米を中心とした食事をするようになってから、便秘にならなくなりました。お腹の中からデトックスされたのか、肌もきれいになり、ノーメイクで過ごしていた時期も長くありました。

毎日食べることが大変な場合は、月に一度だけでも、体をリセットする意味で玄米や野菜を中心とした食事をとることが、健康を維持するためにも良いかと思います。

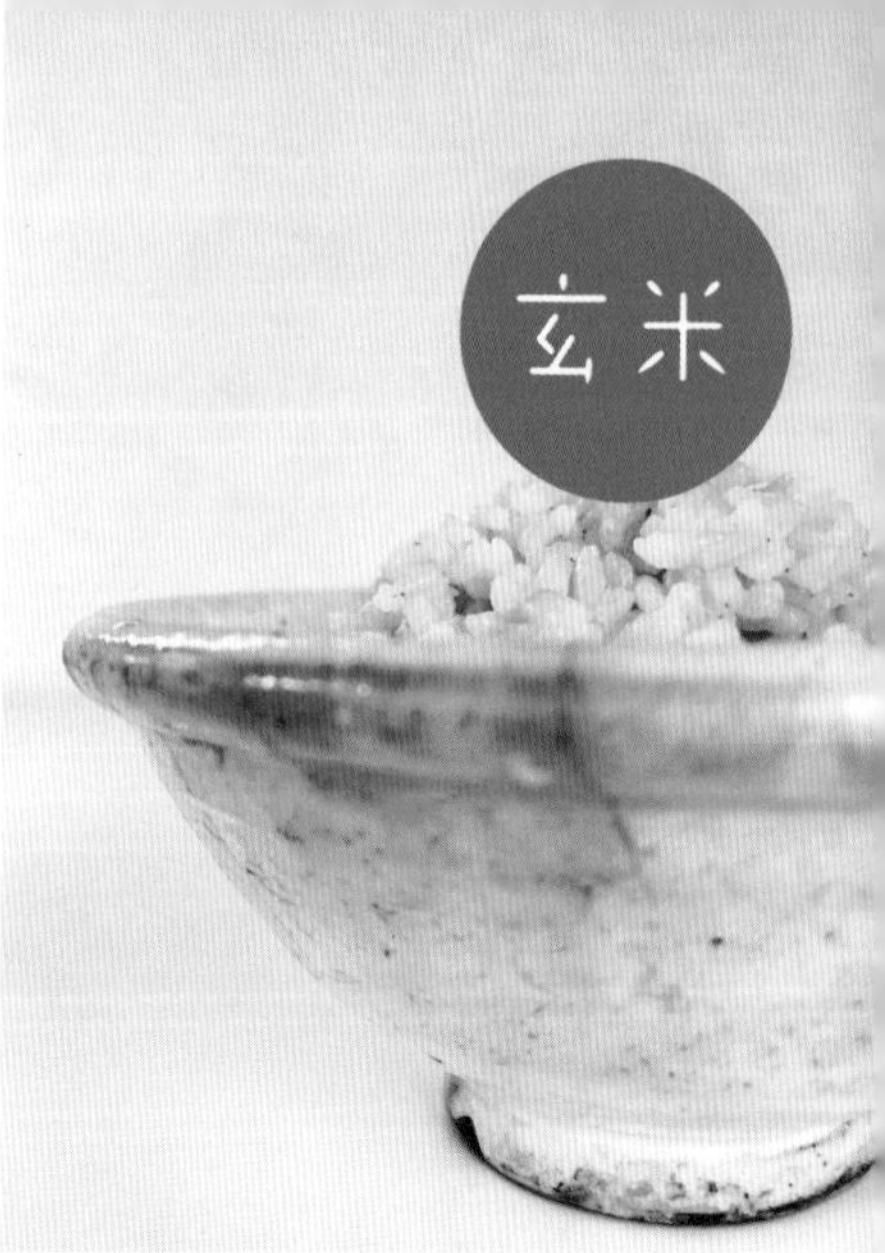

土鍋で炊く玄米

材料
玄米…3合
水…920cc（玄米の1・7倍目安）

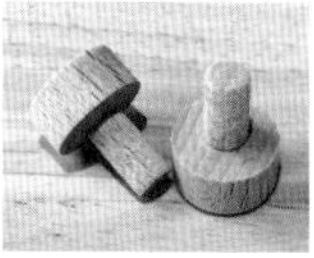

土鍋に付属
している木栓

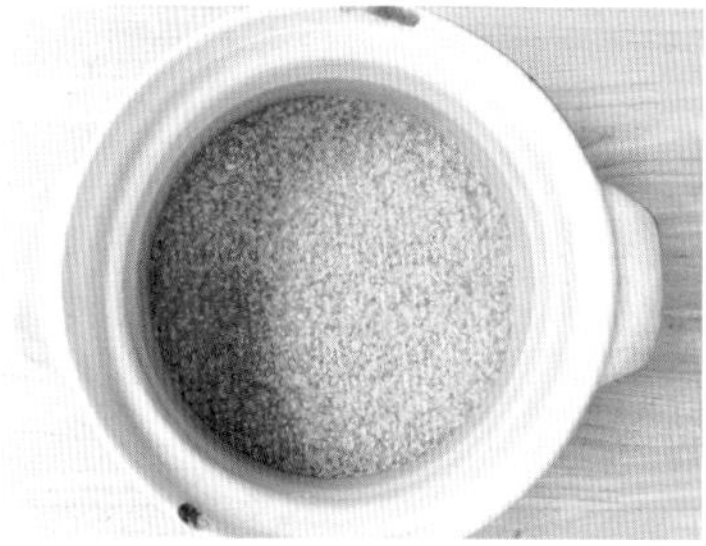

① 玄米を軽く水洗いし、分量の水を土鍋に入れ、2～3時間浸水しておく。

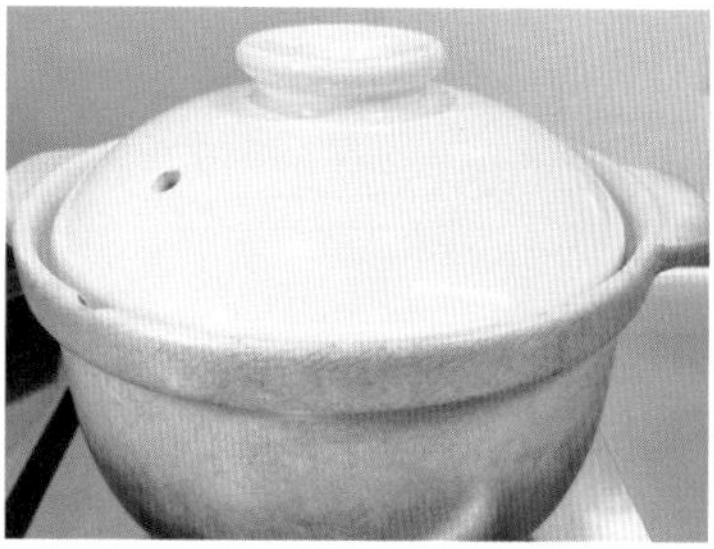

② 弱火にかけ、30分炊く。

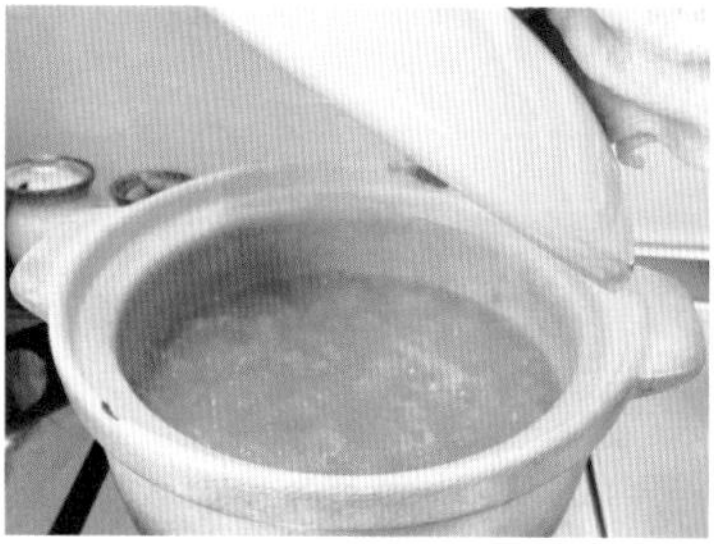

③ 沸騰したら一度蓋を開け蒸気を逃がし、蓋の穴に木栓をする。（木栓がなければ太めの菜箸でもよい）

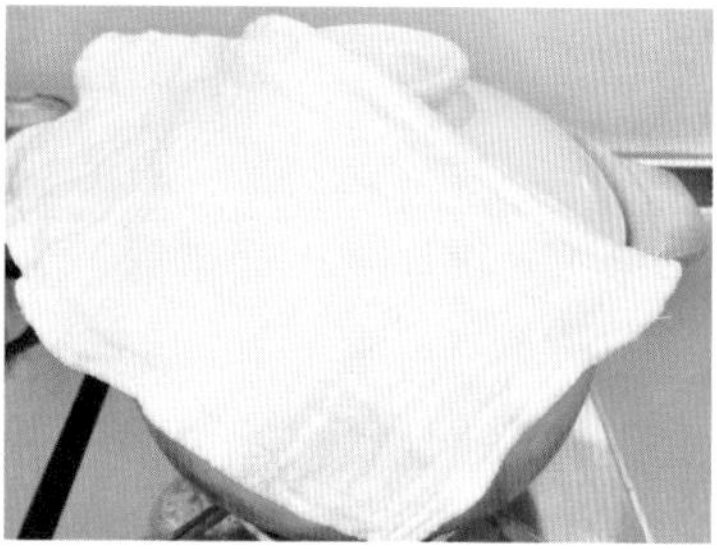

④ 吹きこぼれるので上に布巾を被せ、弱火で30～40分炊く。火を止めたら10分ほど蒸らす。

圧力鍋とカムカム鍋（内鍋）で炊く玄米

材料
玄米…３合
カムカム鍋（内鍋）に入れる水
…540cc（玄米と同量）
外鍋に入れる水…５カップ（1000cc）

1
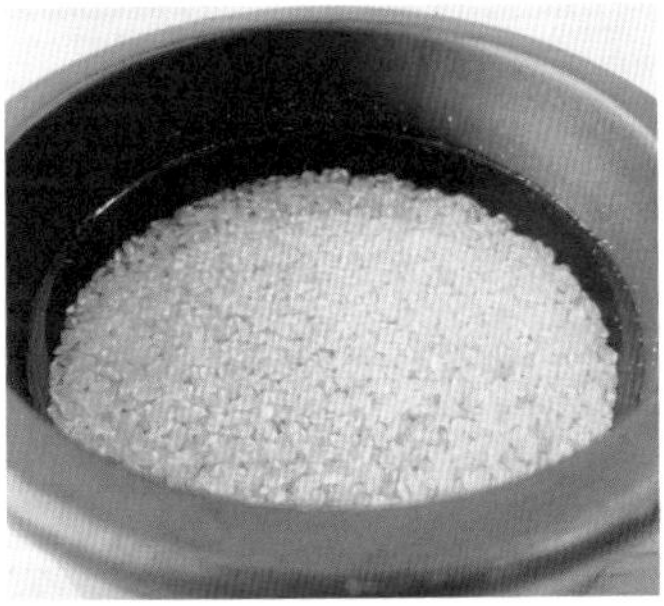

玄米を軽く水洗いし、カムカム鍋（内鍋）に玄米、水を入れ２～３時間浸水しておく。

2
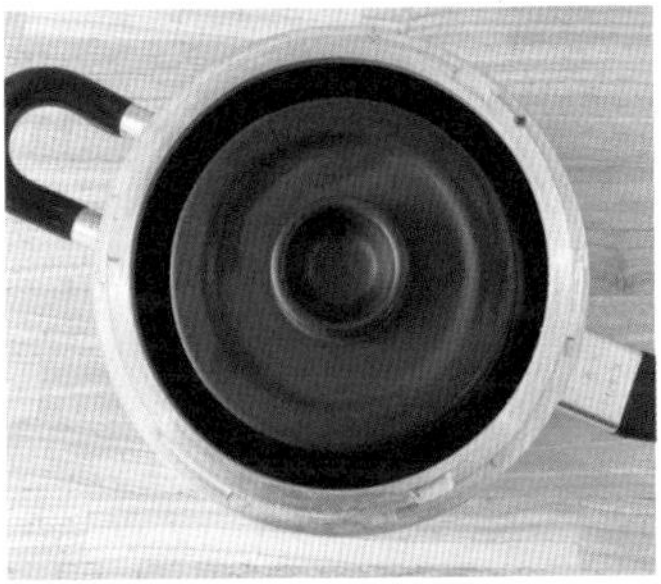

圧力鍋にカムカム鍋を入れ、外鍋にも水を入れて蓋をし、火にかける。
（※ヘイワ圧力鍋では玄米炊飯用の重いおもりを使用する）

3
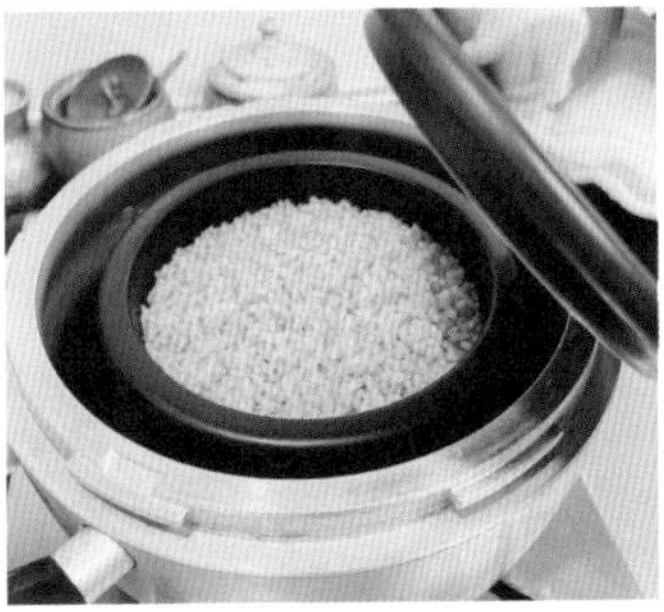

最初は強火で。圧力鍋の重りが回ってきたら弱火で 40 分。火を止めたら圧が完全に抜けるまでそのまま置く。圧が抜けたら圧力鍋の蓋を開け、軽くほぐす。

4
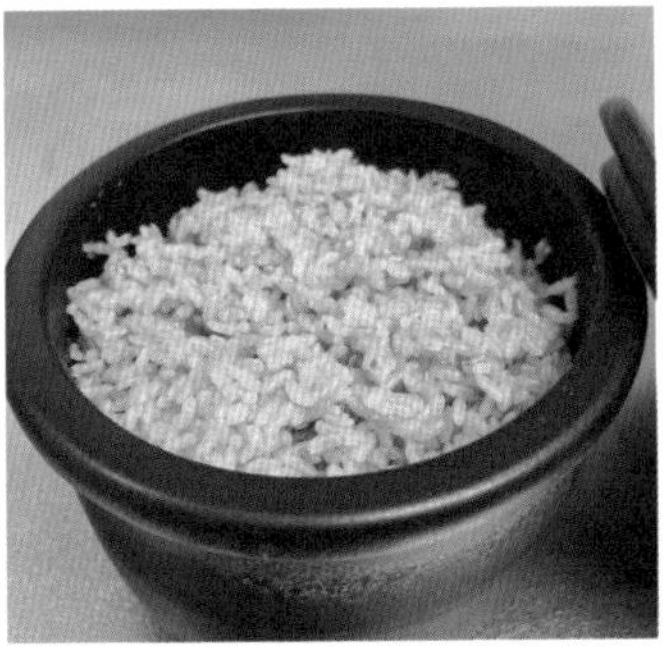

できあがり

カムカム鍋とは陶製の小鍋です。アルミ製の内鍋に玄米を直接触れさせたくないときや、自然素材だけのやさしい味わいを食べたいときにおススメです。

玄米

定番アレンジで食べやすく

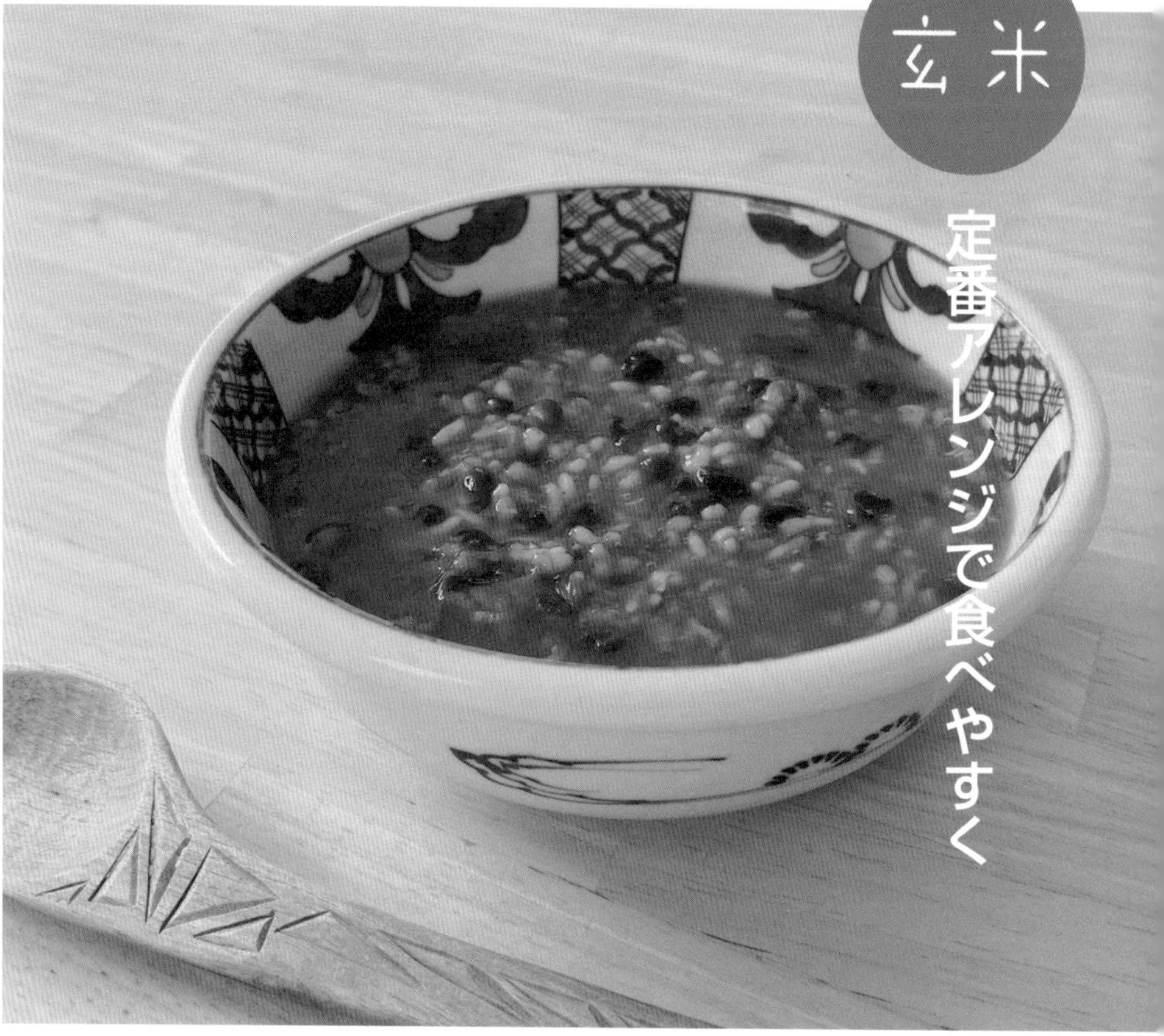

玄米小豆粥

材料

玄米…½カップ
小豆…¼カップ
水…5カップ（1000cc）
塩…小さじ½

①土鍋（またはほうろく鍋）で玄米をきつね色になるまで弱火で煎る。
②圧力鍋に、煎った玄米、小豆、塩と水を入れ火にかける。重りが回ったら火を弱め、40分加熱する。火からおろし、鍋の圧が完全に抜けるまでそのままにする（20分くらいかかります）。器に盛り、ごま塩を振って頂く。

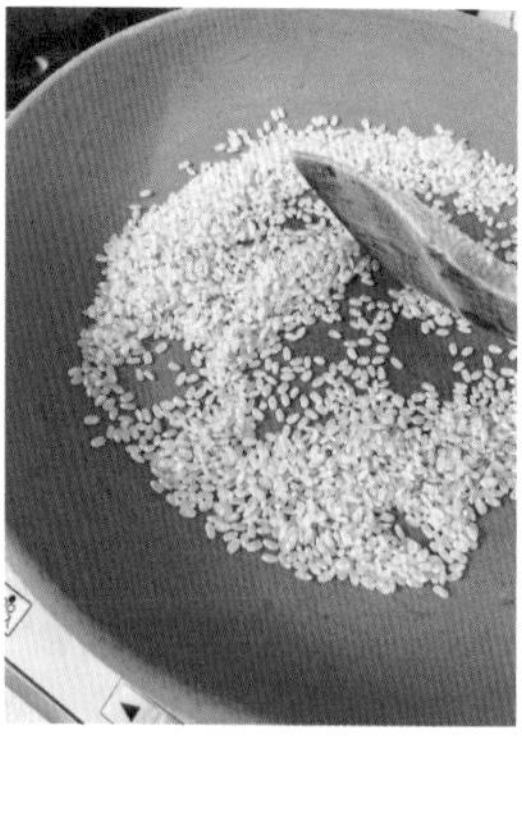

玄米ピラフ

材料

玄米ご飯…茶碗4杯（600g）
玉ねぎ（みじん切り）…中½個（100g）　高菜漬け…大さじ2
乾燥ひじき…大さじ1
コーン…大さじ4（70g）
しょうゆ…小さじ1½
白ごま…大さじ1
刻みパセリ…少々

①フライパンを熱し、油を大さじ1入れ、弱火で玉ねぎ→高菜の順に炒める。
②玉ねぎと高菜漬けをフライパンの端に寄せ、油大さじ1をさらに加え、ひじきを炒める。油がひじきによくなじんできたらひじきと同量の水を入れ、水分を含ませながらひじきを戻し炒めていく。途中、しょうゆ小さじ½を回しかけ下味を付ける。
③ひじきに水分がすべて含まれたらフライパンの端に寄せ、中火にし、玄米ご飯を炒める。
④ご飯がよくほぐれたら端に寄せたすべての具とコーンを合わせ、さらに炒め、白ごまを振る。
⑤仕上げにしょうゆ小さじ1を回し入れ火からおろす。器に盛りつけ、刻みパセリを振る。

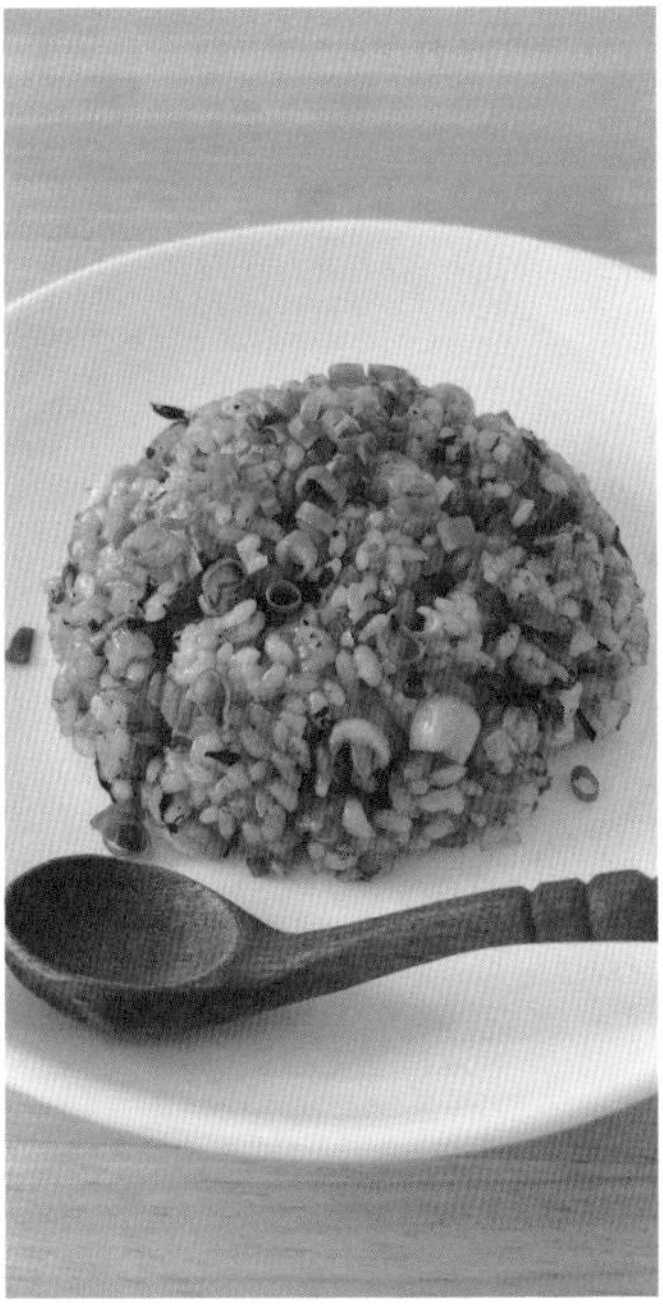

玄米巻き寿司

材料

（酢飯）
玄米ご飯…茶碗2杯（300g）
梅酢…¼カップ（50cc）
しょうゆ…小さじ1
（具）
干し椎茸…4枚
にんじん…中½本（70g）
絹さや…5枚
海苔…適宜

①炊いた玄米に梅酢を振り入れてよく混ぜ合わせ、酢飯を作る。
②干し椎茸は水で戻し、千切りにしてフライパンで乾煎りし、しょうゆを回しかける。
③にんじんは蒸しにんじんにする。**→50頁基本の「き」蒸しにんじん参照**
④絹さやは湯がいて千切りにする。
⑤巻きすに海苔を広げ、酢飯をのせ、端に①②③の具を適量のせて巻いていき、食べやすい長さに切りわける。

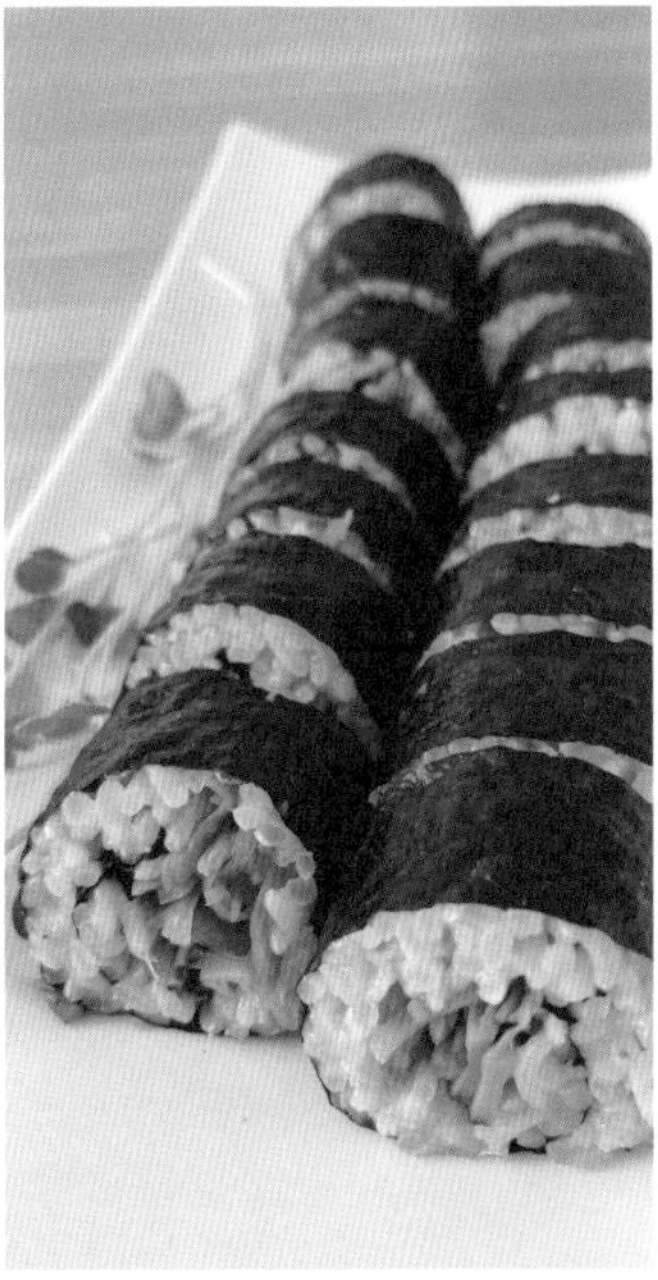

玄米

蒸しおこわ

材料

もち玄米…3合（約2時間水に浸しザルにあげ、水を切る）

干し椎茸…1枚（軽く洗って戻し、みじん切り）

グルテンミート（ひき肉タイプ）…½缶（90g）↓ブロックタイプの場合は細かく切る

長ねぎ（小口切り）…少々　にんじん（みじん切り）…中⅓本（50g）

だし汁の材料

水…2カップ（400cc）　干し椎茸の戻し汁…1カップ（200cc）　しょうゆ…大さじ3　塩…小さじ¼

①大きめの中華鍋に少し多めに油を熱し、干し椎茸→長ねぎ→にんじんの順に炒める。

②玄米、グルテンミート、だし汁を入れ、混ぜながら汁がなくなるまで炒める。

③完全に汁がなくなったら、布巾に包んで蒸しあげる（重りが回って40分、蒸らし15分）。

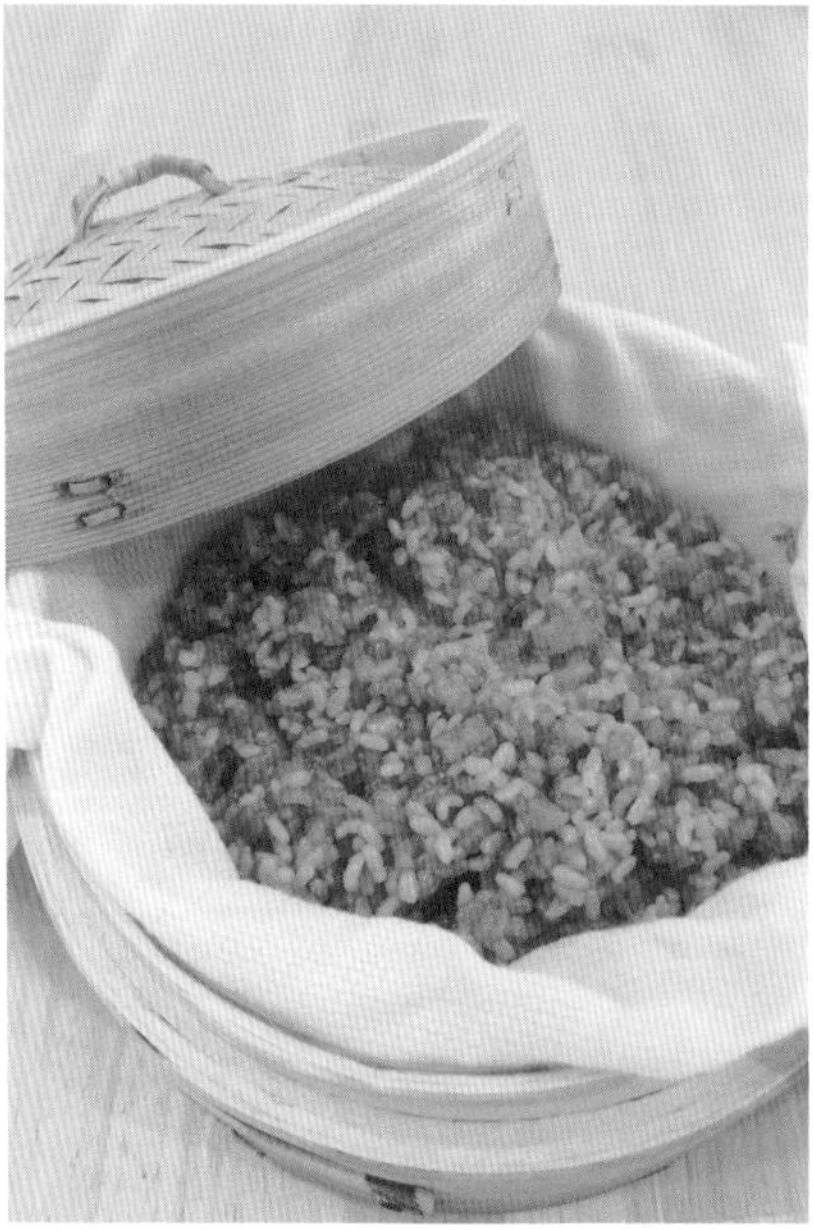

玄米コロッケ

材料

炊いた玄米…茶碗1杯（100g）

玉ねぎ（みじん切り）…中½個（100g）

小麦粉（ホワイトソース用）…大さじ2

油…大さじ1弱

豆乳…100cc

パン粉、小麦粉…適宜

揚げ油…適量

①玉ねぎは炒めておく。

②フライパンに油を熱し、ソース用の小麦粉を入れ、油と合わせながらよく炒める。

③②に①を混ぜ、豆乳を少しずつ加えていきながら滑らかなクリーム状にし、ホワイトソースを作る。

④③に炊いた玄米を混ぜ、全体を9等分にし一口大に丸め、20分ほど置いて少し固める。

⑤④に小麦粉→水溶き小麦→パン粉の順につけていき、180度に熱した油できつね色になるまで揚げる。

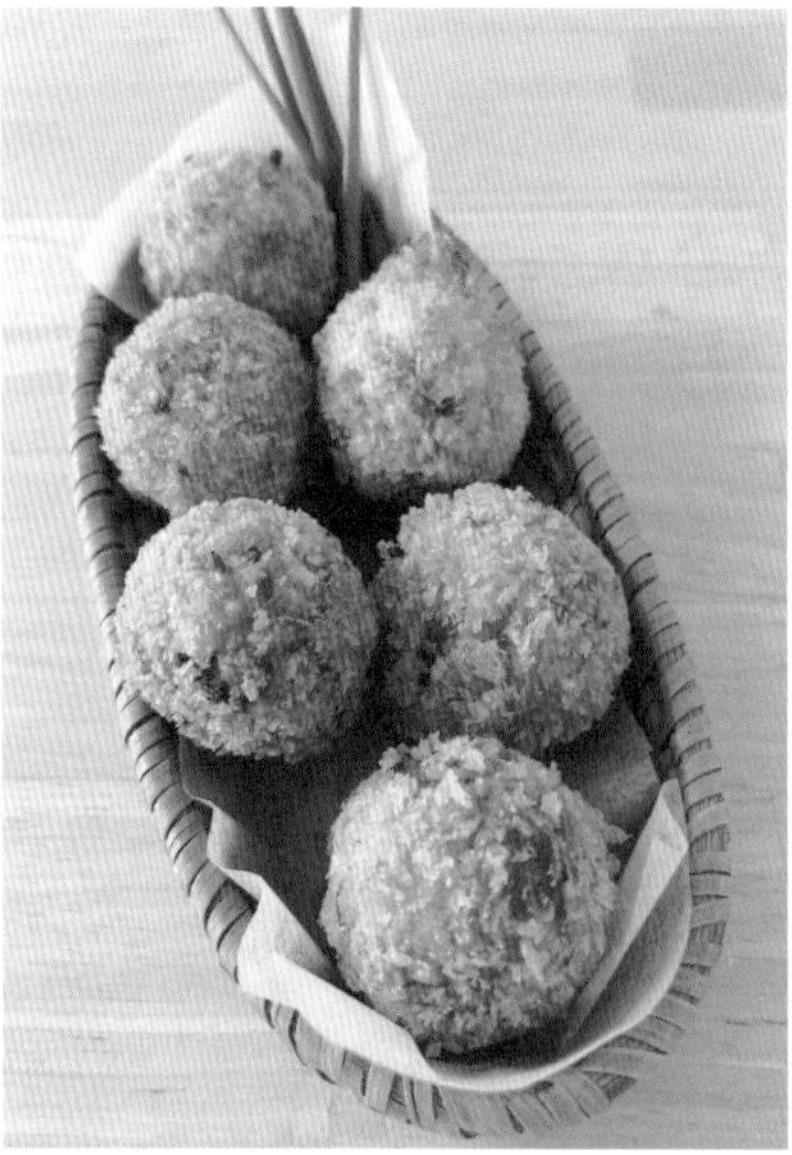

グルテンミート

グルテンミートをもっと身近に

お肉の代替品であるグルテンミートや大豆肉があると、お料理の幅がぐっと広がります。グルテンミートを手作りするには、小麦のグルテン部分だけを取り出し、蒸して油で揚げるというとても手間のかかるものですが、今は市販のグルテンミートが種類も豊富で手に入りやすくなりました。ボリューム感がある料理を食べたいときなどに重宝します。

乾燥タイプには下準備が必要で、大豆肉特有の独特な臭みを取りながら、食感を良くして使用します。水に浸けて戻すだけでも充分ですが、水から火にかけて沸騰させて水切りし、これを二度繰り返す下処理をすることで、冷めても硬くならずに調理することができます。

代替ミートは、食感など本物のお肉とほぼ変わらないため、手軽に植物性のたんぱく質を、という感じで使ってみてください。

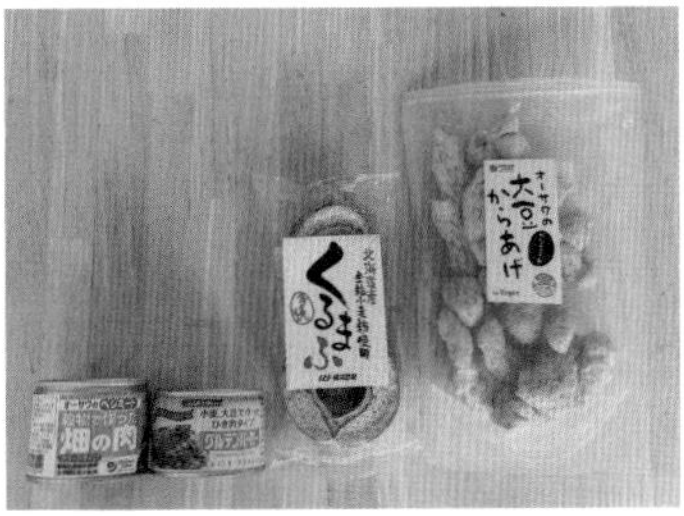

もっと深く
マクロビ
料理

代替ミートの活用と購入のポイント

戻した大豆肉は水・しょうゆで味付けした汁で煮込み、下味をつけてから葛粉(※)や小麦粉をまぶして油で揚げたり、煮込んで使います。下処理で火はすでに通っているので、揚げる場合は軽く色が付いたらすぐ油から引き上げます。生姜やニンニクを入れて味付けしてもおいしく、私は肉料理と同じような感覚で味付けしています。

車麩を代替ミートとして使う場合、変に膨張せず、歯ごたえのしっかりとしたものを選ぶとよいでしょう。中には汁気を吸うとぶよぶよになってしまうものもあるため、自然食品の取扱いが豊富な専門店で購入すると安心です。

缶詰タイプのグルテンミートは基本的に味付されています。砂糖使用と不使用の２種類が市販されていますので、砂糖の摂取に気を付けている場合は確認して購入してください。

※大豆肉にまぶす葛粉は「オーサワの本葛（微粉末）」を使用しています

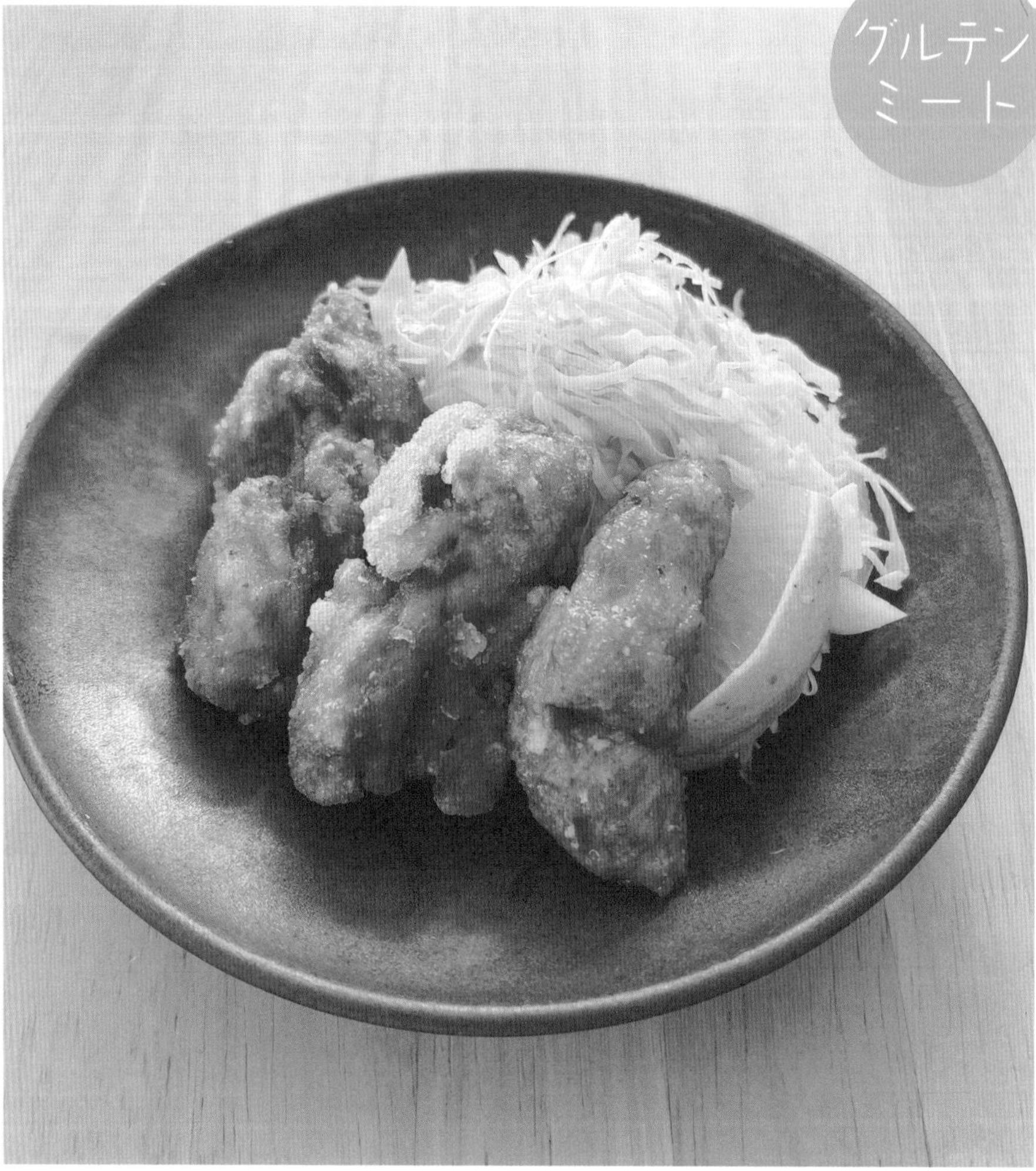

大豆肉のから揚げ

材料

乾燥大豆肉…80～100g（または約24個）
すりおろし生姜…大さじ1
しょうゆ…大さじ2
葛粉（パウダー状のもの）…適宜
揚げ油…適量

①乾燥大豆肉は下茹でをする。小鍋に大豆肉と水を入れ、沸騰したらざるに上げて水を切り、もう一度水から沸騰するまで煮て水切りをしておく。

②別鍋に大豆肉がかぶるくらいの水、すりおろし生姜、しょうゆを合わせ、落とし蓋（なければ鍋に入る大きさの皿）をし、弱火で5分ほど煮る。

③②の粗熱が取れ、大豆肉に味が浸み込んだら、葛粉をまぶしながら熱した油で揚げていく（油が結構飛ぶので注意してください）。

グルテンミート

グルテンバーグ

材料
レンコン…100g
グルテンミート(ひき肉タイプ)…½缶(90g)
玉ねぎ(みじん切り)…中½個(100g)
白みそ…大さじ1
パン粉…¼カップ(10g)
しょうゆ…小さじ½
小麦粉…100g
塩…少々

①レンコンは皮ごとすりおろしておく。玉ねぎは炒めておく。
②①とすべての材料をボールに入れ、小麦粉100gでつなぐ。様子をみながら粉を足す。
③ハンバーグ型に形を整え、少し多めの油で両面を焼く。

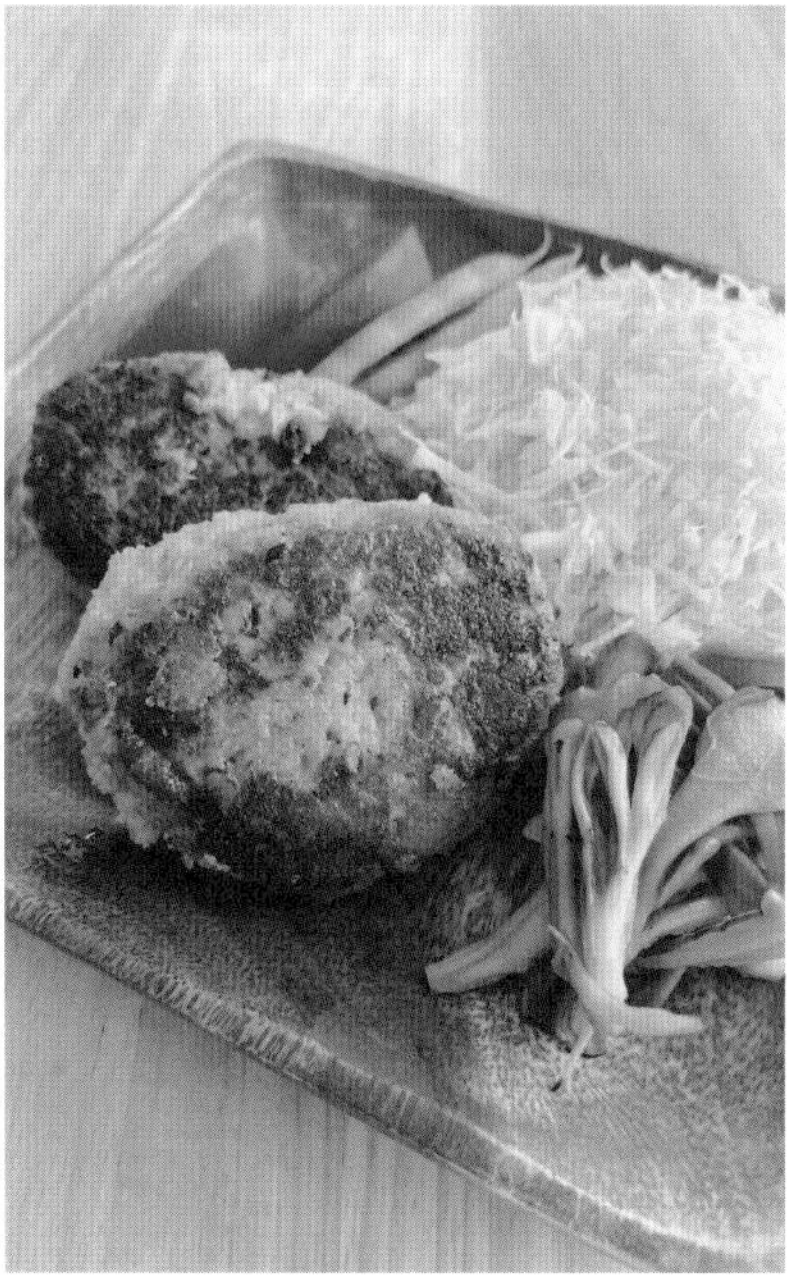

パプリカのグルテンミート詰め

材料
ピーマン、パプリカ…各3個
グルテンミート(ひき肉タイプ)…1缶(180g)
椎茸…1枚　玉ねぎ…½個
白みそ…小さじ1
しょうゆ…小さじ½
塩、コショウ…少々
小麦粉…80g

①ピーマンとパプリカはタテ半分に切り、種を取り除き、内部に小麦粉をはたいておく。
②玉ねぎ、椎茸はみじん切りにして炒めておく。
③ボールに②、グルテンミート、白みそ、塩、コショウ、しょうゆを入れ、よく混ぜ合わせる。小麦粉80gを入れてさらに混ぜ、①のピーマン、パプリカに詰める。
④フライパンに少し多めの油を入れ、蓋をして焼く。
※ピーマンやパプリカの皮で油が飛ぶので蓋をしてください。

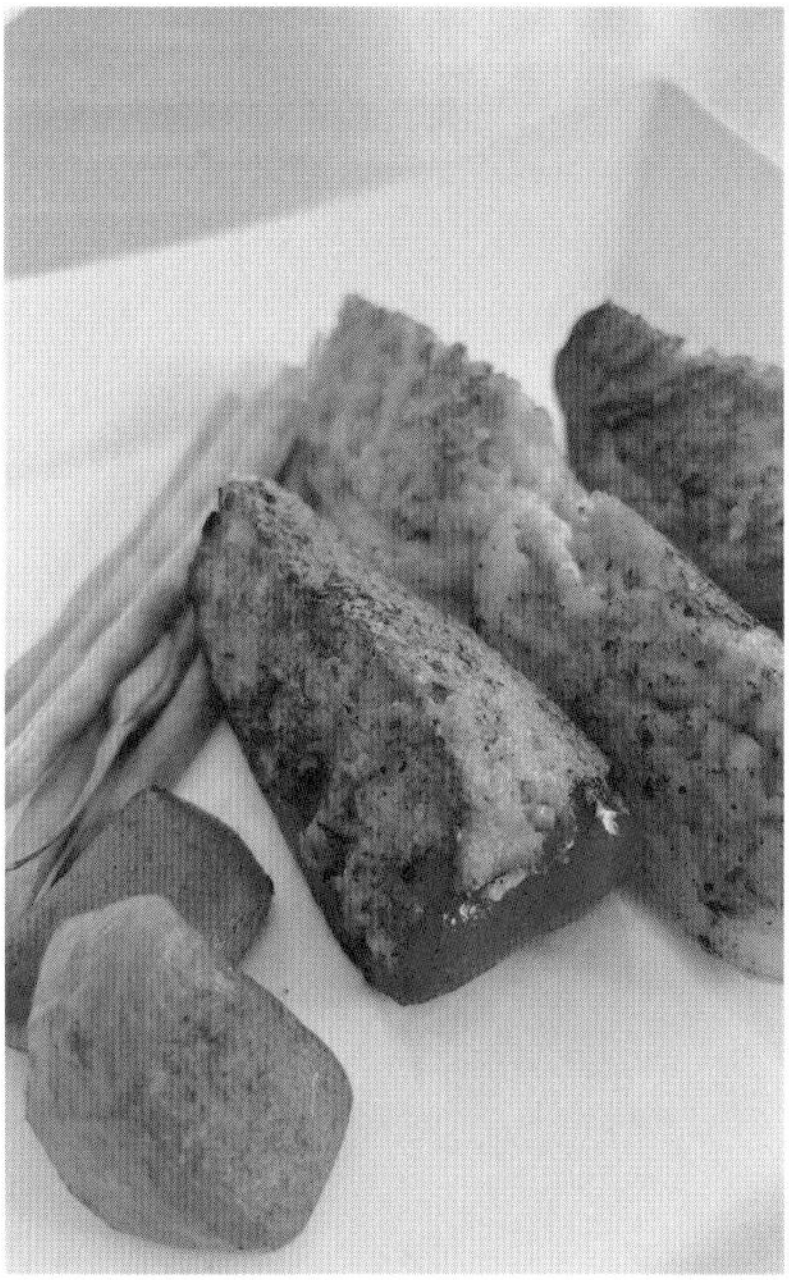

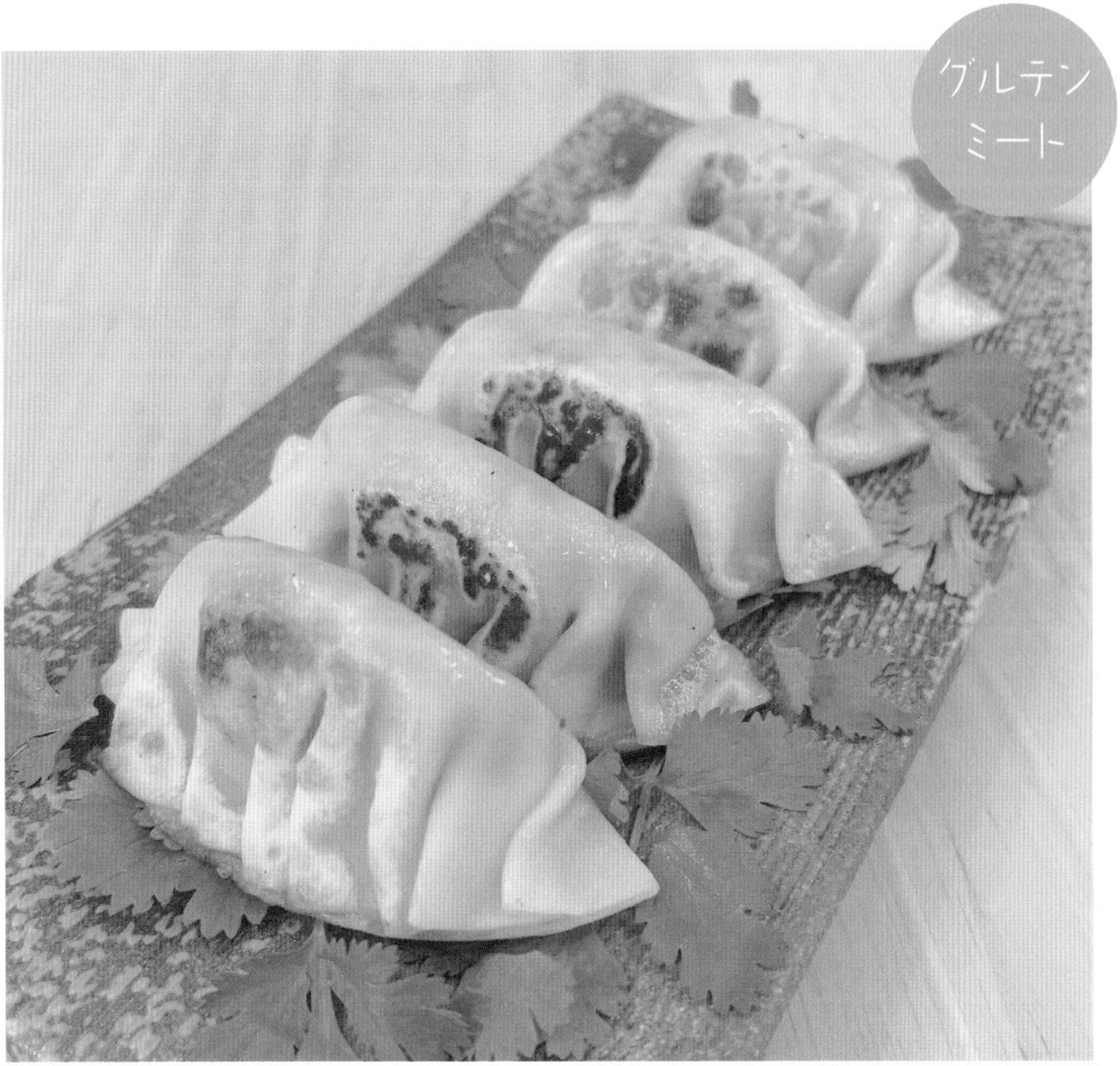

雑穀の餃子

材料

(A)
グルテンミート（ひき肉タイプ）…½缶（90g）
高きび…¼カップ(40g)
キャベツ…大1枚(100g)
ニラ…15g
長ねぎ…½本

(B)
干し椎茸…1枚
生姜（スライス）…3枚
ニンニク…¼かけ

(C)
しょうゆ…大さじ1
ごま油…小さじ1〜2
葛粉…大さじ1
餃子の皮…20枚

(高きび)
高きび¼カップ、水1カップを圧力鍋で炊く。重りが回ってから弱火で20分。

①Aのキャベツ、ニラ、長ねぎはみじん切りにする。
②Bのすべての材料をみじん切りにし、ごま油で炒め、しょうゆを少々回しかける。
③②にAを合わせ炒める。全体に火が回ったら塩を軽く振っておく。
④③をボールに移し、Cの調味料を合わせ、餃子の皮に約大さじ1ずつ乗せ、皮の端に水をつけてひだを寄せながら包む。
⑤フライパンに油をひき、餃子を並べ、途中返し、両面に焼き色がついたら少量のお湯を入れ蓋をして蒸し焼きにする。焼き上がり直前にごま油を少々入れてカリッと焼き上げる。

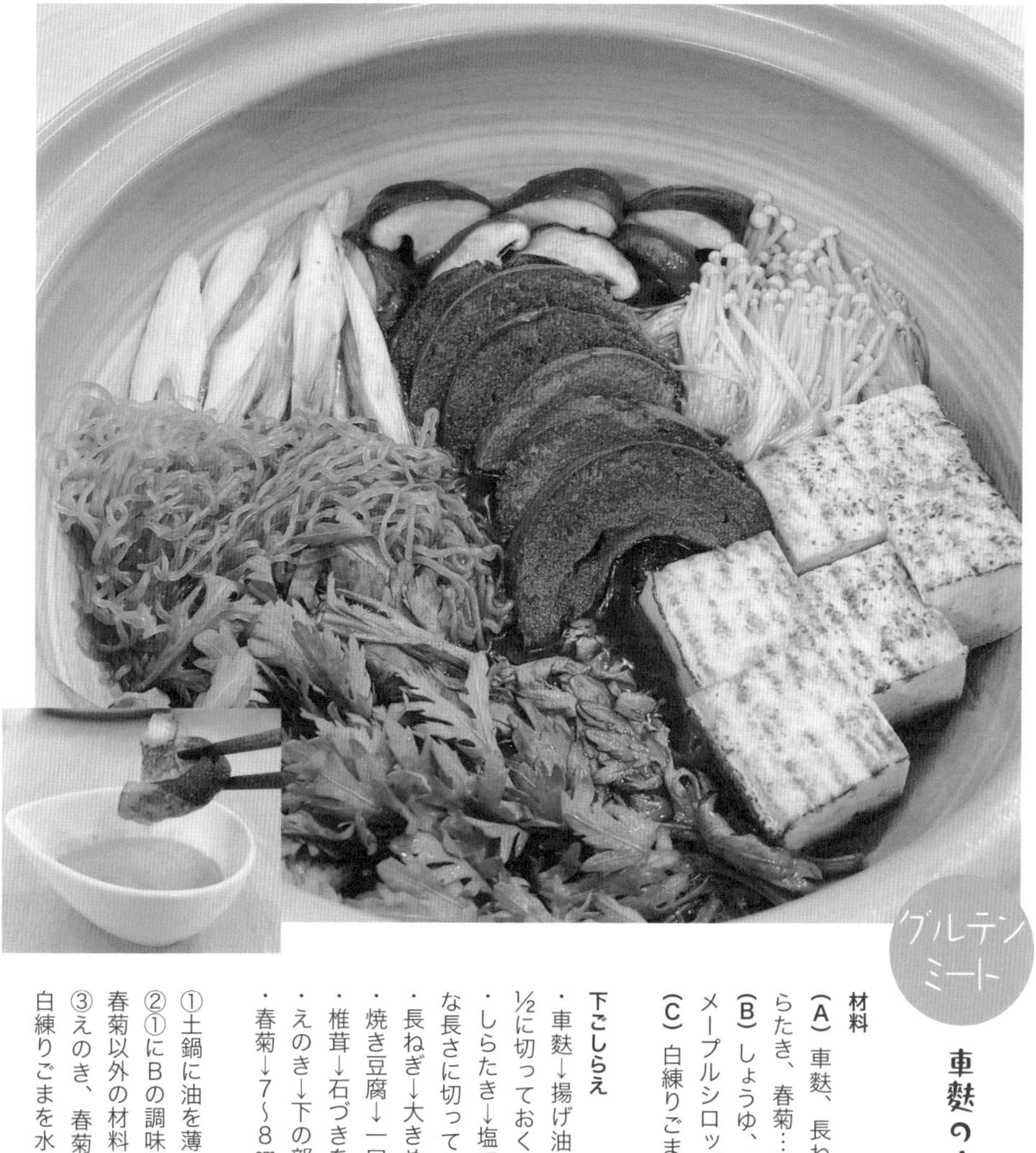

グルテンミート

車麩のすき焼き風

材料

(A) 車麩、長ねぎ、椎茸、えのき、焼き豆腐、しらたき、春菊…分量は各適宜　揚げ油…適量
(B) しょうゆ、みりん、酒…各½カップ（100cc）
メープルシロップ…大さじ2
(C) 白練りごま…大さじ1　水…小さじ2

下ごしらえ

・車麩→揚げ油で、両面きつね色になるまで揚げ、½に切っておく
・しらたき→塩で揉み、熱湯で2〜3分茹で、適当な長さに切っておく
・長ねぎ→大きめの斜め切り
・焼き豆腐→一口大に切っておく
・椎茸→石づきを落とし、タテに½にする
・えのき→下の部分を落としておく
・春菊→7〜8㎝の長さに切っておく

①土鍋に油を薄くひき、長ねぎに焦げ目をつける。
②①にBの調味料を合わせたものを入れ、えのきと春菊以外の材料を入れ、中火で煮込む。
③えのき、春菊を入れ、全体に味が浸み込んだら、白練りごまを水で割ったものをつけて食べる。

大豆と豆腐

もっと大豆！

大豆といえば豆腐。マクロビオティックでは陰性の食品に分類され、毎日食べるには工夫と知恵が必要な豆腐ですが、水抜き加減を調整することで、しっとりとした味わいから、ボリューム感ある料理にもなります。平安時代の古い法典「延喜式」には、すでにみその原型が登場しており、豆腐の原料である大豆は日本ではかなり古くから食されたようです。

ベジタリアンにとって不足しがちなタンパク質を補ってくれる大豆は、加工された豆腐になると、焼く、煮る、炒める、そのままでもおいしく、さらにうまく下ごしらえをすれば保存食にもなるという優秀な素材。そのまま食べると身体は冷えますので、季節によって火を通したり炒めたりと、調理にひと工夫します。

あんかけ揚げ出し豆腐

材料

木綿豆腐…1丁（300g）　葛粉…適宜

（あんかけ）

長ねぎ…4cm×3本　にんじん…20g

しめじ…10g　もやし…ひとつまみ

水…1カップ（200cc）

しょうゆ…大さじ1　塩…少々

葛粉…大さじ2（同量の水で溶いておく）

（豆腐用だし汁）

水…1カップ　しょうゆ…大さじ1

塩…少々

①あんをつくる。長ねぎは細切り、にんじんは短冊切り、しめじはバラしておく。小鍋にしめじ→もやし→長ねぎ→にんじんの順に重ね、分量の水を入れ弱火で火にかける。にんじんに火が通ったらしょうゆ、塩で味をつける。味が薄ければ調整する。

②水切りした豆腐は大きめのサイコロ切りにして全体に葛粉をまぶし、多めの油を入れたフライパンで上下、側面を焼く。

③焼いた豆腐の油を切り、フライパンの油を取り除いて、そこに豆腐用だし汁を入れ、豆腐に味を絡めておく。

④器に豆腐を取り分け、①をかける。

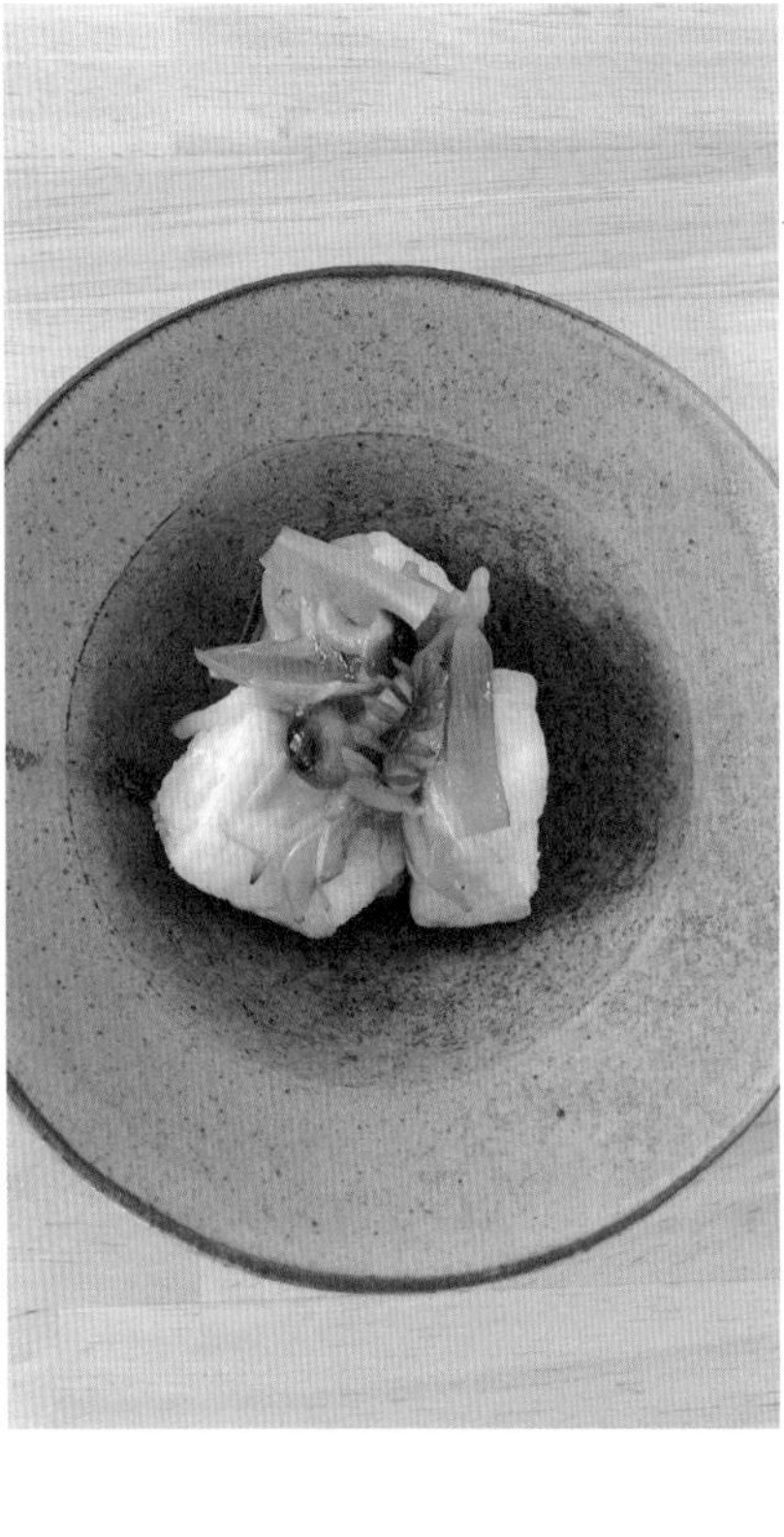

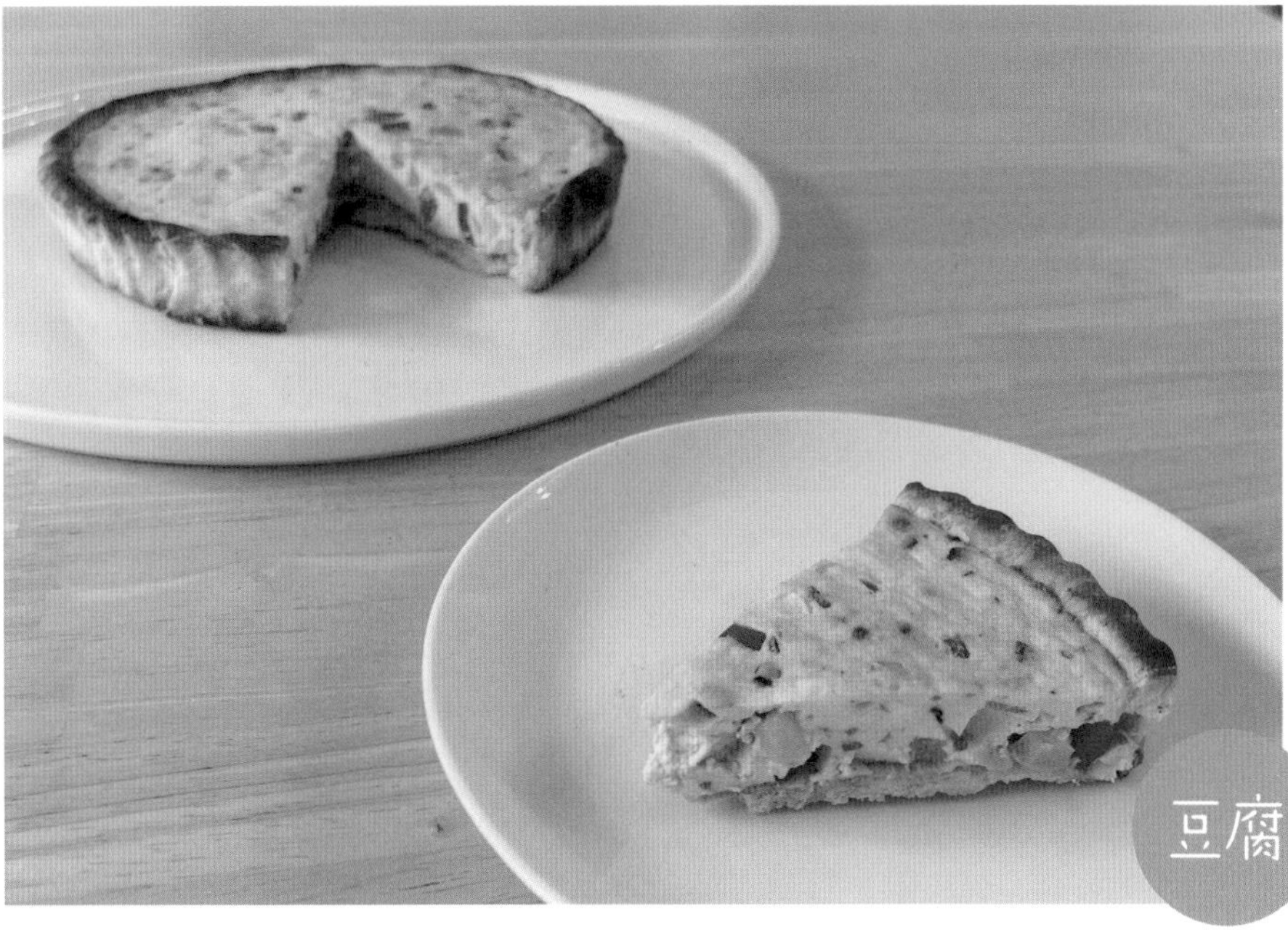

豆腐

豆腐のキッシュロレーヌ

材料

タルト生地…20㎝タルト型を使用

小麦粉…1½カップ（300ｇ）

塩…小さじ¼

なたね油…¼カップ（50cc）

水…¼カップ（50cc）

（フィリング1）

玉ねぎ…中1個

舞茸…50ｇ

インゲン（硬めに茹でて輪切り）…3～4本

赤、黄パプリカ…合わせて50ｇ

にんにく（みじん切り）…1片

（フィリング2）

木綿豆腐…1丁（300ｇ）

葛粉…大さじ1

白練りごま…大さじ1

白みそ…大さじ1

梅酢…小さじ2

下ごしらえ

フィリング1の野菜を切る。豆腐はしっかり水切りしておく

①最初にクラストを作る。小麦粉と塩をボールの中で合わせ、なたね油を加える。こねずに手のひらですり合わせサラサラの砂状になるまでほぐす。粉と油が細かく混ぜ合わさったら、水を加えひとまとめにする。

②めん棒で①を伸ばしタルト型に敷く。フォークで底に穴をあけ180度に熱したオーブンで20分焼く。

③クラストを焼いている間にフィリングを作る。（フィリング1）の材料を、にんにく→舞茸→パプリカ→玉ねぎの順に炒めていき、塩で下味をつけ、インゲンも合わせ、冷ましておく。

④フードプロセッサーかミキサーに（フィリング2）の材料を全部入れ、なめらかなクリーム状にし、冷ました③と混ぜる。

⑤焼きあがったクラストに④のフィリングを詰め、表面をならし、160度に熱したオーブンで30～40分焼く。焼きあがったら、表面に油を塗ってつやを出し、冷ましてから切り分ける。

大豆

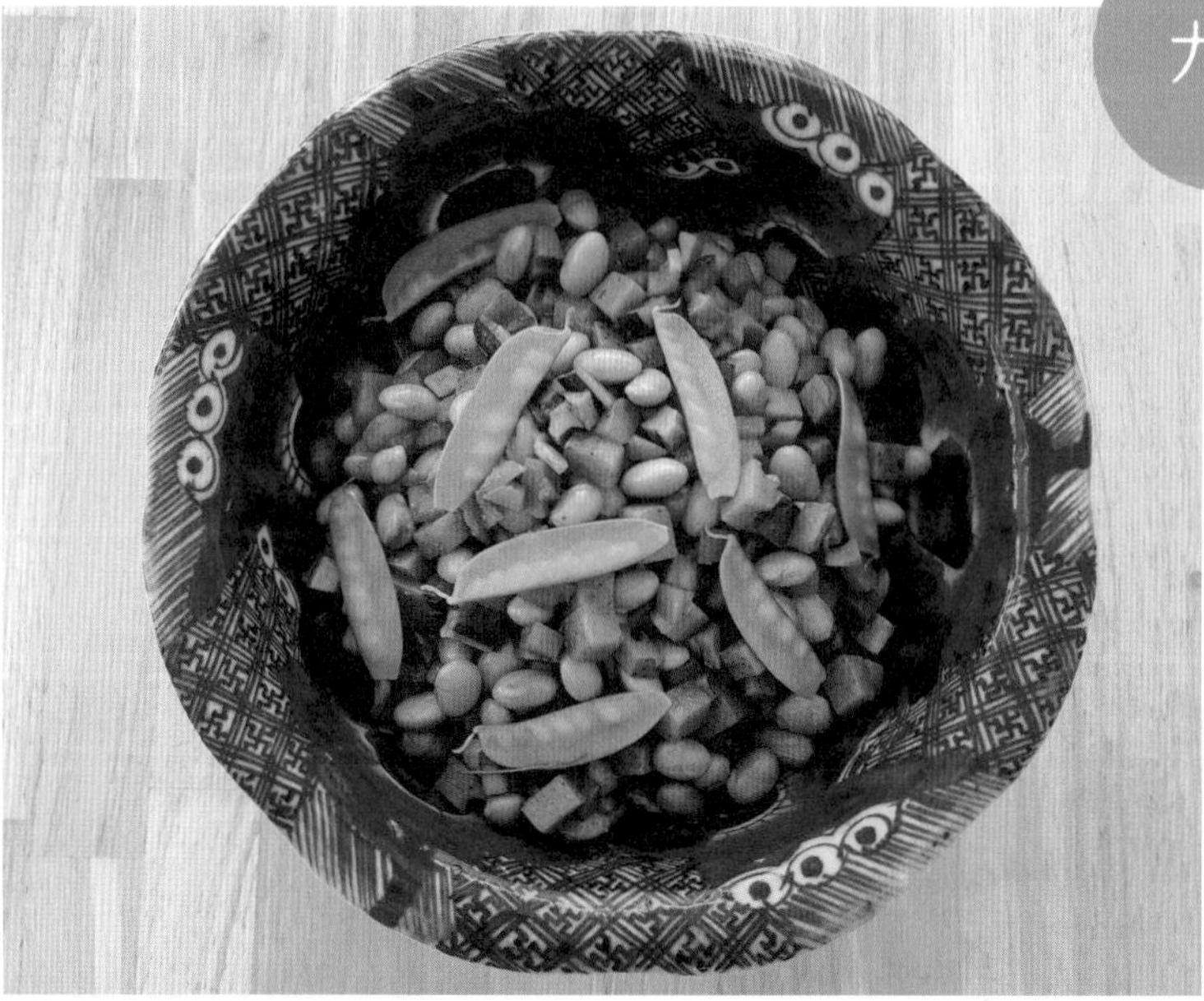

五目煮豆

材料 ★鉄板レシピ

大豆…1カップ（150g）
ごぼう…½本（100g）
干し椎茸…2枚
にんじん…中½本
レンコン…約40g
こんにゃく…½枚（125g）
しょうゆ…大さじ2
塩…小さじ½

①大豆は一晩水に浸けて戻す。
②ごぼう、にんじん、レンコンは約7ミリのさいの目切りにし、干し椎茸は回し切りにする。
③圧力鍋で②の材料を干し椎茸→ごぼう→こんにゃく→レンコン→にんじんの順に炒め、野菜全体がまだ少し硬い状態で、①の大豆を浸し水とともに入れる。塩小さじ½を回し入れ、火にかける。浸し水の量は材料が全体に被るくらい。
④重りが回ってきたら5分回し、火を止め5分蒸らす。圧が抜けたら蓋を開け、しょうゆ大さじ2を回し味を整える。

もっと気軽に
マクロビオティック

だしのお助け商品

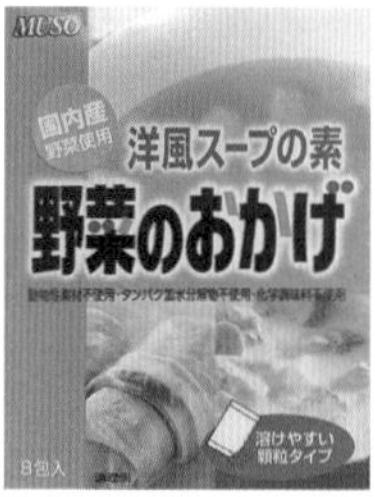

マクロビオティックをしっかりやりたい場合は、レシピ通りに作ってじっくりと野菜を炒め、味に深みを出しますが、どうしても味に深みが出せない場合や時間短縮をしたいときはお助けグッズを。植物性だけで作られている顆粒のだし「野菜のおかげ」（ムソー）を少しだけ振るとコクが出ますよ。

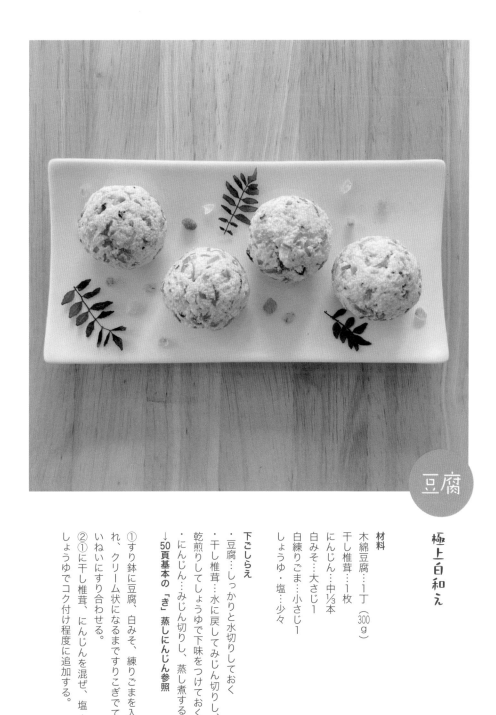

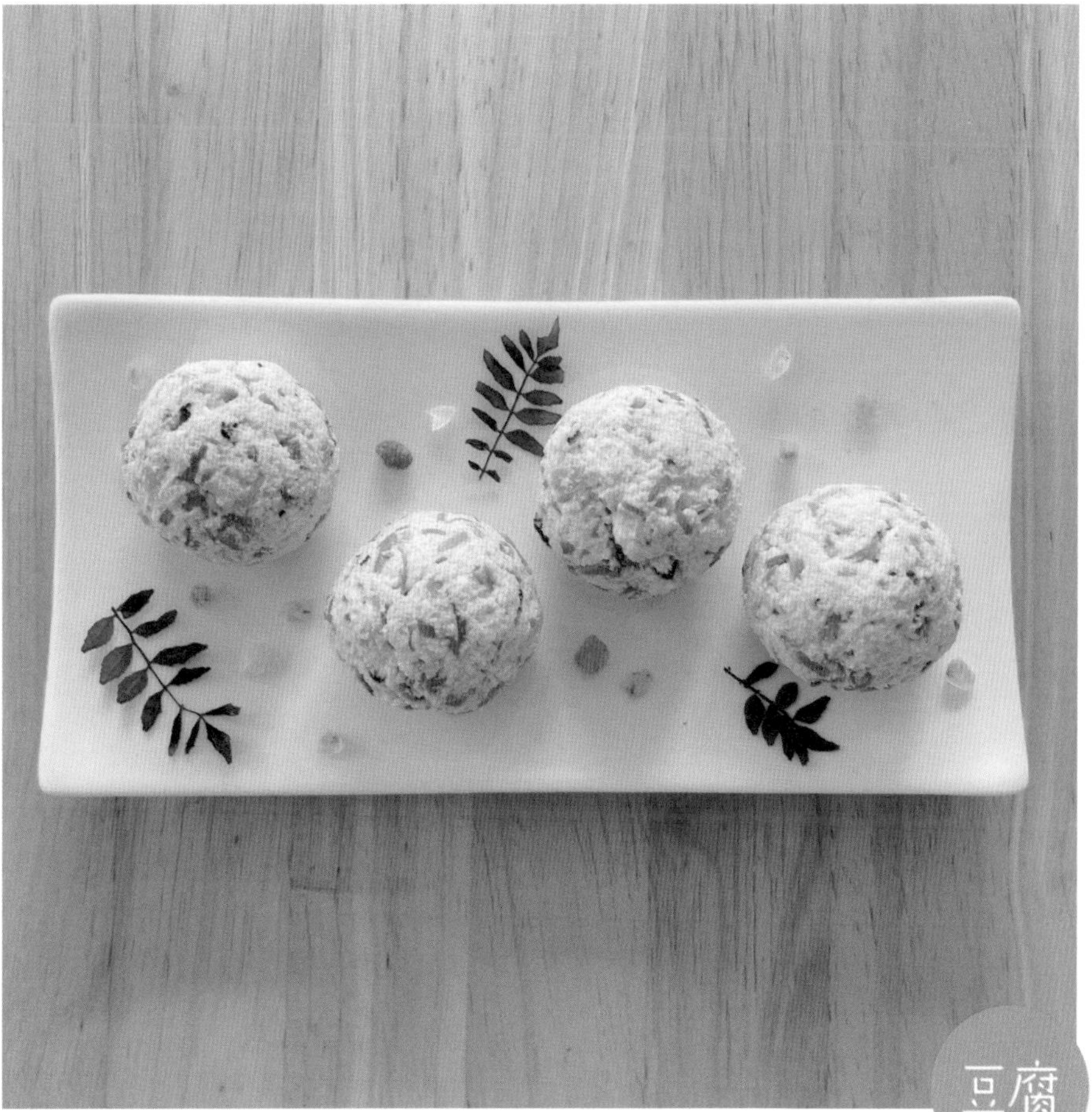

豆腐

極上白和え

材料

木綿豆腐…1丁（300g）
干し椎茸…1枚
にんじん…中1/3本
白みそ…大さじ1
白練りごま…小さじ1
しょうゆ・塩…少々

下ごしらえ

・豆腐…しっかりと水切りしておく
・干し椎茸…水に戻してみじん切りし、乾煎りしてしょうゆで下味をつけておく
・にんじん…みじん切りし、蒸し煮する
↓50頁基本の「き」蒸しにんじん参照

①すり鉢に豆腐、白みそ、練りごまを入れ、クリーム状になるまですりこぎでていねいにすり合わせる。
②①に干し椎茸、にんじんを混ぜ、塩・しょうゆでコク付け程度に追加する。

豆腐

高野豆腐のはさみ揚げ

材料

高野豆腐…8枚　小麦粉…適宜　グルテンミート（ひき肉タイプ）…½缶（90g）
干し椎茸…1枚　玉ねぎ…½個　葛粉…大さじ1（同量の水で溶かしておく）
しょうゆ…小さじ1　塩…少々

下ごしらえ

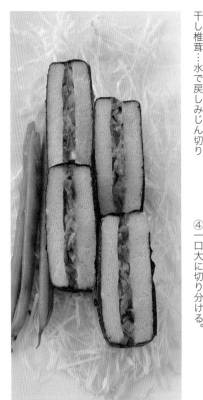

高野豆腐…水で戻しておく
玉ねぎ…みじん切り
干し椎茸…水で戻しみじん切り

①フライパンに干し椎茸を入れ乾煎りし、しょうゆ少々で下味をつけて端に寄せておく。
②①のフライパンに油を入れ玉ねぎを塩少々入れて炒める。火が通ったら椎茸と合わせ、しょうゆ、塩で味付けをし、水溶き葛粉を混ぜて固める。
③軽く水を絞った高野豆腐の片面に小麦粉をはたいて②を乗せ、同様に片面に小麦粉をはたいた高野豆腐でサンドイッチ状にはさみ、熱した油で揚げる。
④一口大に切り分ける。

気になる

解熱　**大根湯（だいこんとう）**

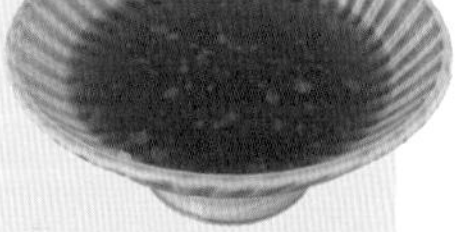

材料

大根おろし…大さじ3　生姜おろし…小さじ¼　正統派しょうゆ…大さじ1　煮出した三年番茶…2〜2½カップ（400〜500cc）

どんぶりに大根、生姜をおろしたものとしょうゆを入れてよく合わせ、そこに30分以上弱火で煮出した熱々の三年番茶を注ぎ、熱いうちに飲み、飲み終わったらすぐ寝ます。発汗作用があり、大量の汗が出たらOK。もし汗が出なければ、次の睡眠前にもう一度飲みます。大根は先端のほうを使います。大人向けの解熱に用います。→**86頁三年番茶参照**

陰性の野菜

陰性の野菜と陽性の野菜

野菜は採れた場所や季節から影響を受け、その形や色に性質を映し出ています。注意深く観察すると、野菜がどんな個性や特徴を持ち、口にすればどんな作用や影響を受けるのかまで判断でき、マクロビオティックでは、それを陰性と陽性に大別して使い分ける調理をします。

もともと私たちと野菜（植物）は、人が陽で植物が陰の関係なのでとても相性が良く、さらに野菜は薬にもなり、食べることで身体も整ってきます。動物性食品との調和も取ってくれます。ベジタリアンだからといって生野菜ばかりを食べていると身体は陰性に傾きやすく、冷えてきます。できるだけ蒸すなど、軽くでも火を通してから食べるようにすると身体も温まり、動きやすくなります。

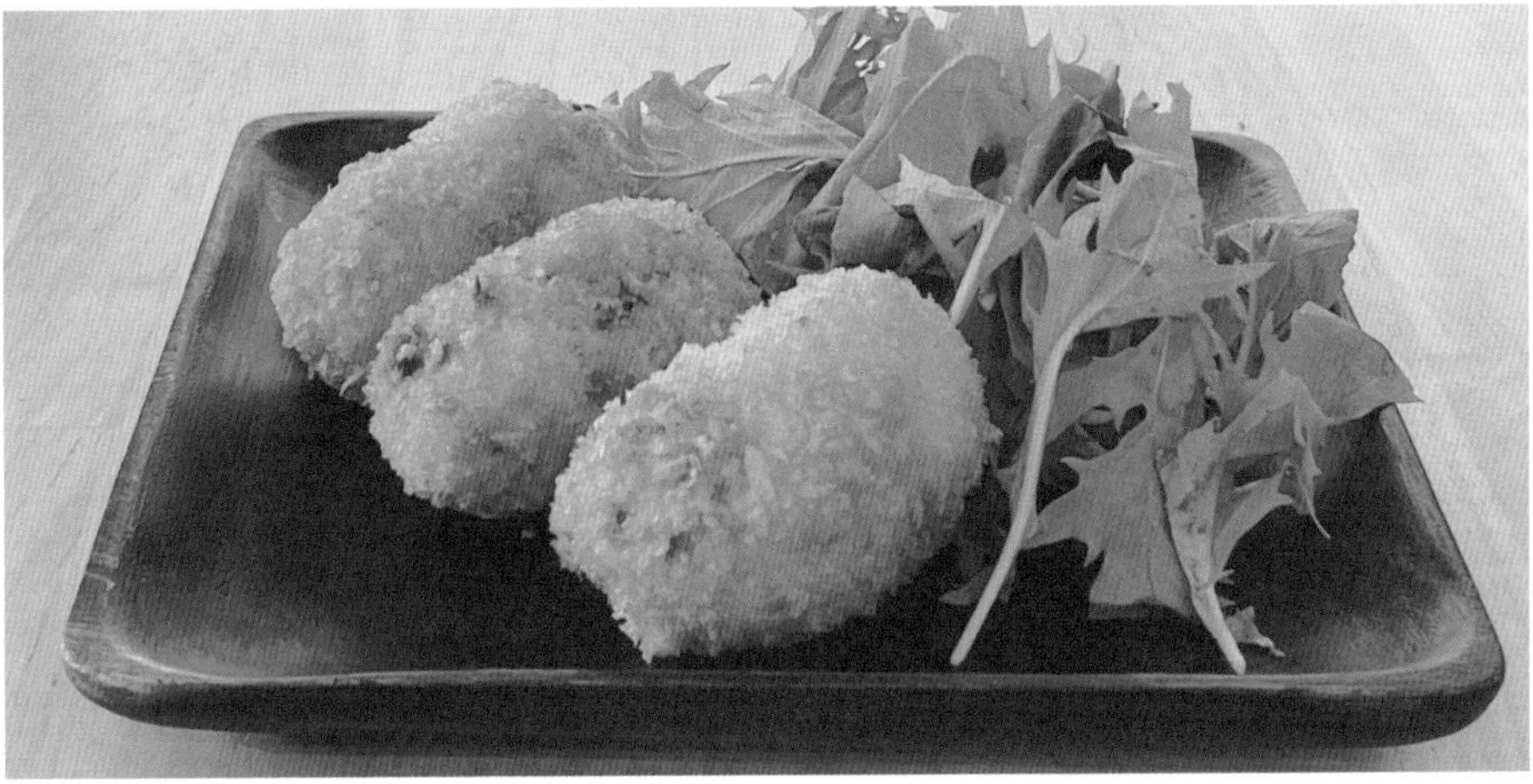

長芋のコロッケ

材料

長芋…½本（250g）
玉ねぎ…中1個
コーン…50g
小麦粉・パン粉…適宜
塩・コショウ…少々
揚げ油…適量

①長芋は茹でてマッシュしておく。
②玉ねぎはみじん切りにして炒めておく。
③①②を合わせ、コーンを混ぜ、塩コショウし、俵型に丸める。
④③に小麦粉をはたき、水溶き小麦をくぐらせ、パン粉をつけ、油で揚げる。

陰性の野菜

揚げ大根

材料

大根…3㎝厚さ（40g）×4個

水…1カップ

しょうゆ…大さじ3〜4

大根おろし…大さじ2　　揚げ油…適量

①大根を厚さ3㎝（40g）に切り、熱した揚げ油を弱火にし、ゆっくり素揚げする。

②軟らかくなったら引き上げ、水としょうゆを合わせた汁に浸し、味を含ませる。

③大根おろしを添える。

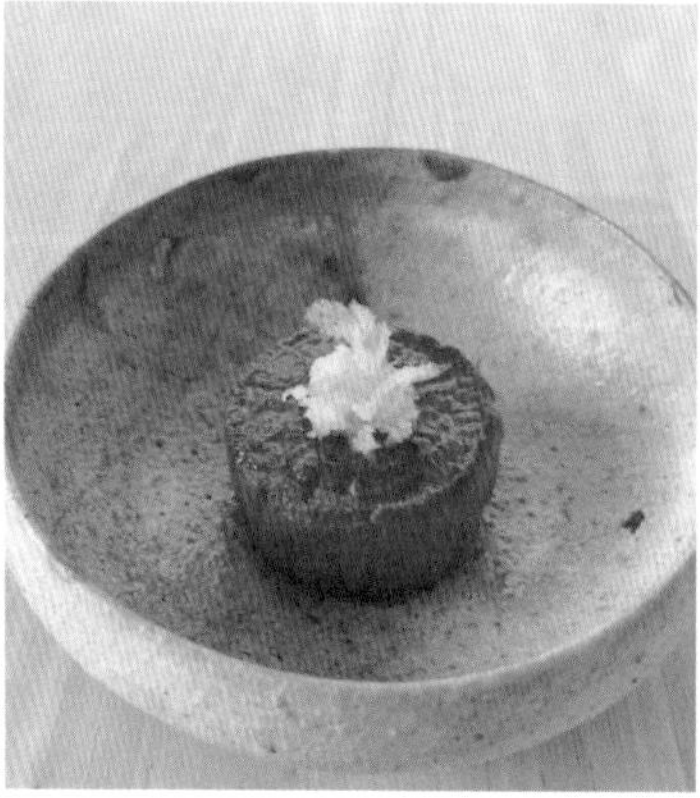

長芋のふわふわ揚げ

材料

長芋…½本（200g）

玉ねぎ…中½個

お好みのきのこ…みじん切りで大さじ1

小麦粉…全体量の⅓　しょうゆ…小さじ1

塩…少々　　揚げ油…適量

①長芋は皮をむいてすりおろす。玉ねぎ、きのこはみじん切りにする。

②材料をボールに入れ、塩、しょうゆで味を整えた後、全体量の⅓量の小麦粉を入れ、熱した油にスプーンですくって落とし、揚げてゆく。

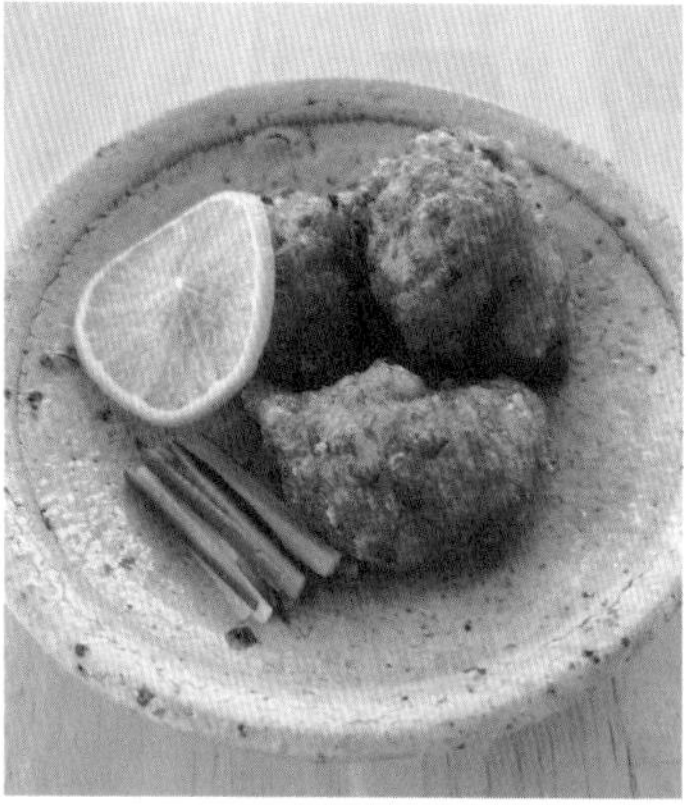

小松菜と大根おろしの和え物

材料

小松菜…1束（200g）

大根おろし…大さじ2（40g）

しょうゆ…大さじ4　水…2カップ（400cc）

①小松菜は沸騰したお湯に根から入れ、ゆでる。**↓23頁基本の「き」その5参照**

②①を湯から引き揚げざるに並べ粗熱を取り、軽く絞っておく。

③バットに水としょうゆを入れ小松菜を並べ20分ほど浸す。

④③を一口大に切り、水気を絞った大根おろしと和える。

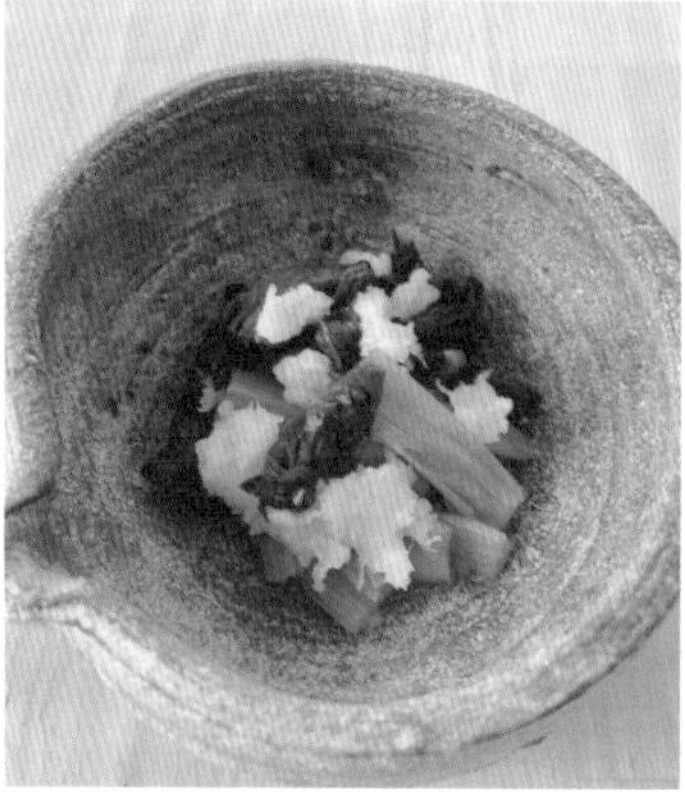

陰性の野菜

トマトソース

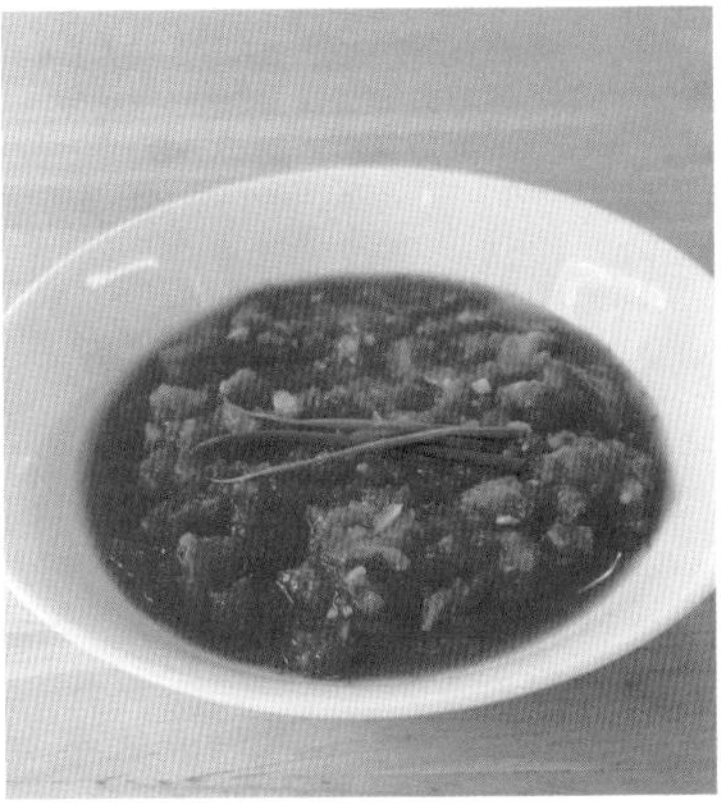

材料
トマト…3〜4個、またはトマトピューレ缶2カップ（400cc）
玉ねぎ（みじん切り）…½個　にんじん（すりおろす）…中½本　みそ…大さじ1
塩…小さじ½　ローリエ…1〜2枚

①玉ねぎ・にんじんは炒めておく。
②鍋にトマトピューレ→玉ねぎ→にんじんの順に入れ、一番上にみそ大さじ1を置き、ローリエを加え、弱火でコトコト20分〜30分煮込む。
③塩で味を整える。

かぼちゃと煮りんごの茶巾

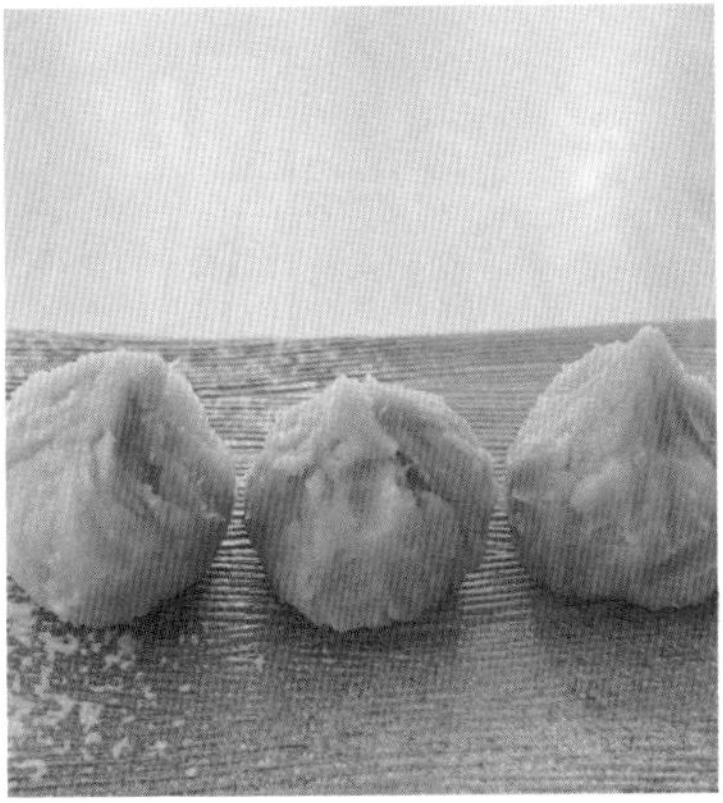

材料
かぼちゃ…¼個（350g）　リンゴ…1個
塩…少々

①リンゴは皮、種を取り、くし切りにし、大さじ1の水とともに土鍋に入れ弱火で20分ほど煮る。
②かぼちゃは乱切りし布巾に包み圧力鍋で蒸し、皮をむいて熱いうちにマッシュする。
③煮リンゴを小さく切り②と混ぜ、塩ひとつまみを加え、ラップで一口大に包み茶巾にする。

ミニトマトの甘酢漬け

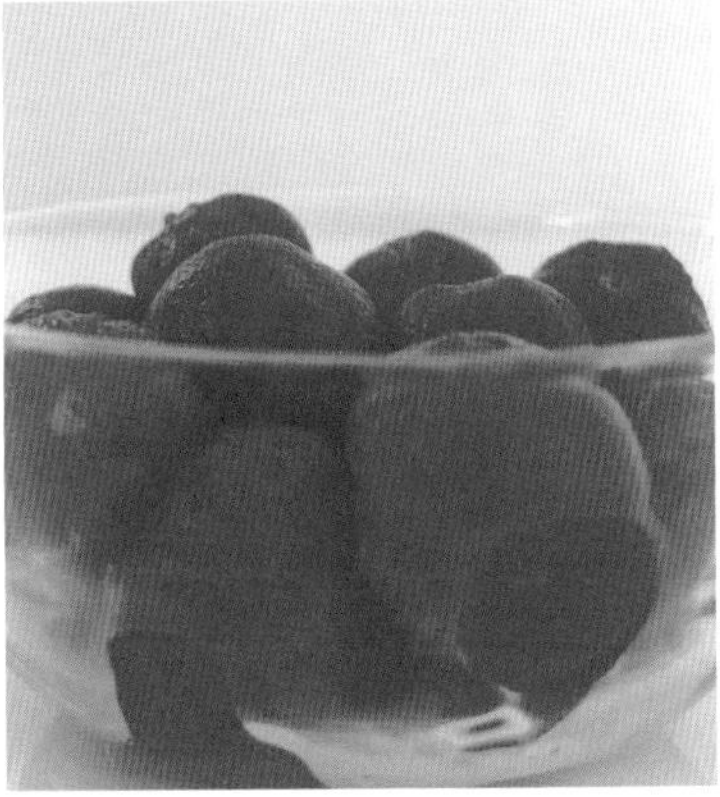

材料
ミニトマト…2パック（約400g）
リンゴ酢…1カップ（200cc）
メープルシロップ…大さじ1
塩…小さじ¼

①ミニトマトは熱湯にさっと入れて皮をむいておく。
②トマト以外の材料を小鍋に入れ、沸騰寸前に火を止め、①を入れる。そのまま冷蔵庫で半日冷やす。

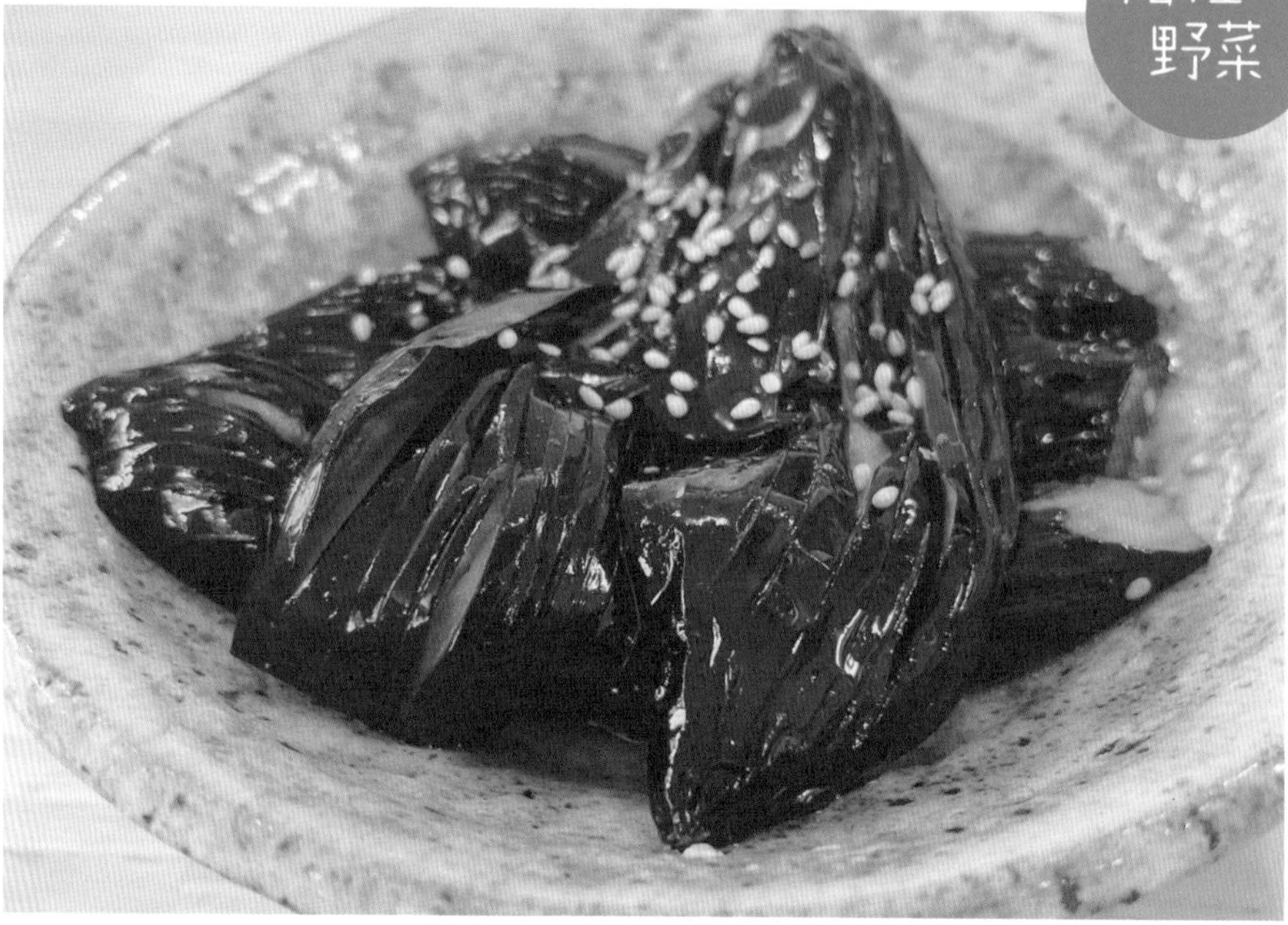

揚げナスの煮びたし

材料
ナス…3個
揚げ油…適量

（つけ汁）
水…1½カップ（300cc）
しょうゆ…大さじ2〜3
塩…少々

①ナスはタテ半分に切り、皮部分に細くタテ筋の切り込みを入れておく。
②揚げ油を180度に熱し、ナスが柔らかくなるまで素揚げする。
③油から上げて軽く油切りしたナスを、つけ汁の材料に浸し、30分ほど置いて味をよく浸み込ませる。

気になる　高熱で眠れないとき　**キャベツシップ**

丸ごとのキャベツを用意し、大きな葉を３枚、頭の左右と後部にそれぞれかぶせ、タオルでしっかりと巻きます。キャベツが熱くなったらすぐ取り換え、何度か繰り返します。落ち着いたらそのまま寝かせ、起きたら取り換えます。キャベツの葉が熱を吸収してくれるため、体が楽になりゆっくりと休めます。子どもにも大人にも効果があります。

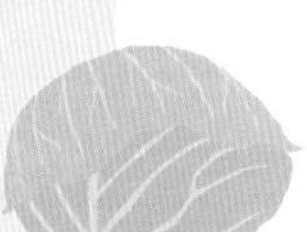

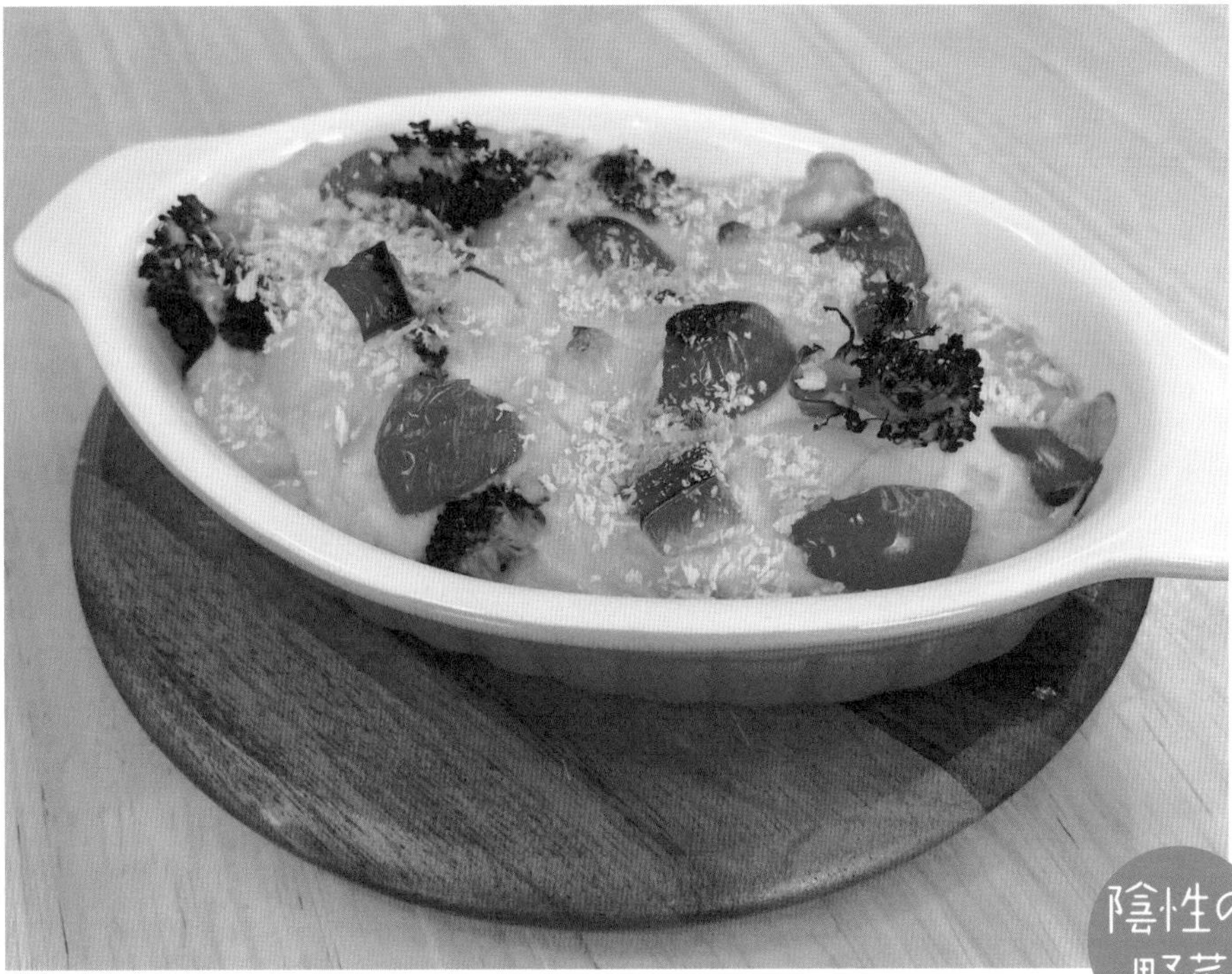

陰性の野菜

ブロッコリーのグラタン

材料

ブロッコリー…50g
ミニトマト…10個
長芋…100g
パプリカ…½個

(ソース)

玉ねぎ（みじん切り）…中1個
みそ…大さじ1
塩…少々
しょうゆ…小さじ1
豆乳…2カップ（400cc）
水…50cc
葛粉…大さじ2
小麦粉…大さじ2
油…小さじ2

①ブロッコリーは小房に、長芋は一口大に切り、強火で10分ほど蒸す。ブロッコリーは飾り用に少し取り分けておく。

②ミニトマトは¼に切り、パプリカは小さく切っておく。

③ソースを作る。玉ねぎを炒め、火が通ったら、小麦粉と油小さじ1を加えてよく炒める。粉っぽさがなくなったら分量の水を少しずつ加えてのばしてゆき、みそを加えてさらに炒める。塩、しょうゆ、豆乳、水で溶いた葛粉を加えて、とろみがつくまで混ぜながら弱火にかける。

④器に①②の野菜を入れ、③をかける。上に飾り用のブロッコリーを飾り、オリーブオイルを回しかけ、パン粉を振り、180度に温めたオーブンで10分ほど焼く。

陽性の野菜

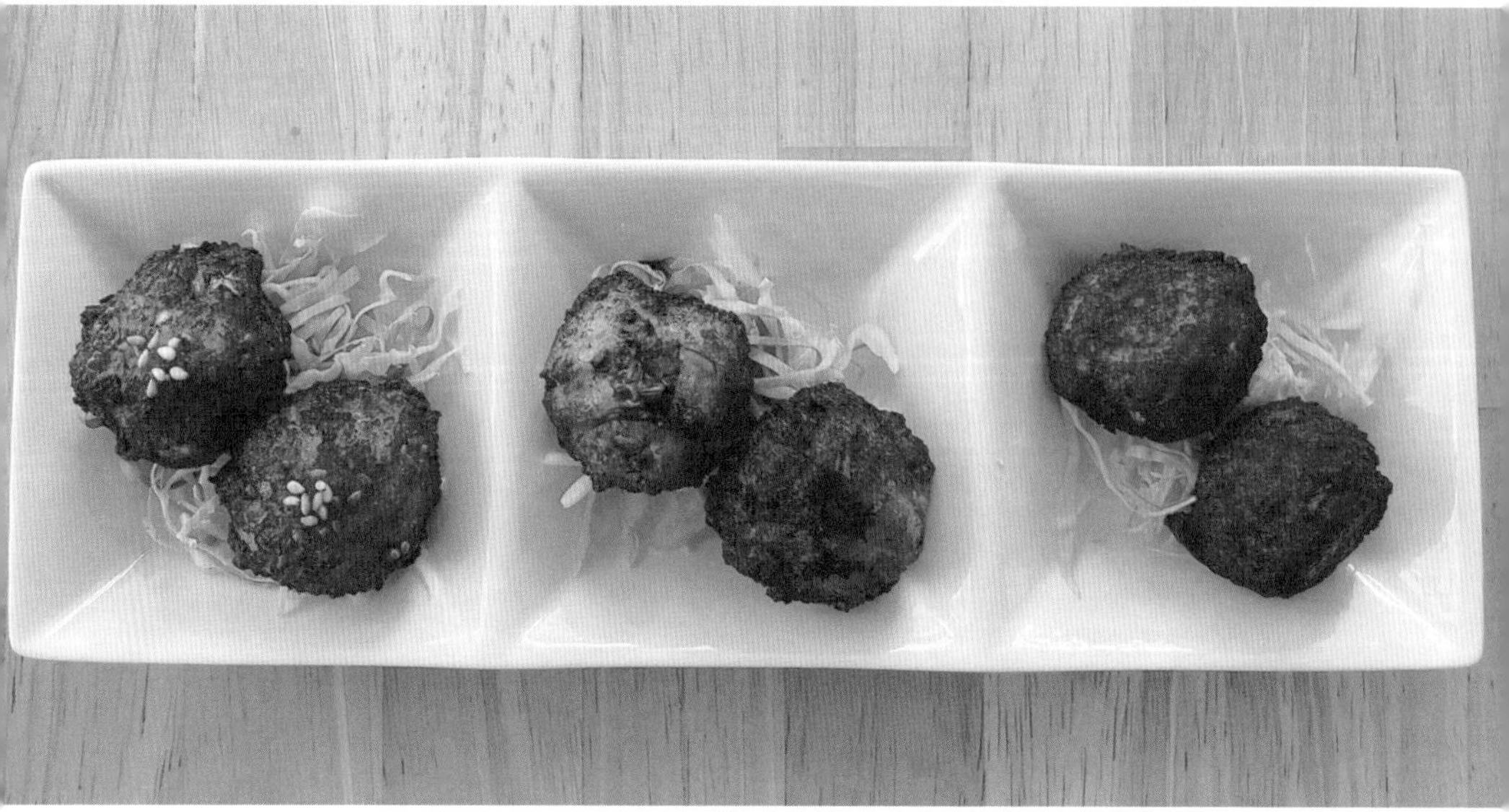

レンコンボール

材料
レンコン…約200g
玉ねぎ…½個
きのこ（舞茸または椎茸）…大さじ2
白ごま…大さじ2
青のり…大さじ1
しょうゆ…小さじ1
白みそ…大さじ1
塩…少々
小麦粉…カップ1（100g）
揚げ油…適量

①レンコンはすりおろす。玉ねぎはみじん切りにする。
②①とみじん切りにしたきのこ、しょうゆ、白みそ、塩をボールに入れよく混ぜ合わせ、小麦粉を合わせる。
③②を3等分してボールに取り分け、うち2つはそれぞれ白ごま、青のりを合わせ、3種類の種を作る。
④160度くらいに熱した油に③をスプーン2つでボール状に丸めて落とし、じっくりと揚げていく。一度にたくさん揚げると油の温度が下がるので注意。
⑤色がつき中まで火が通ったらでき上がり。

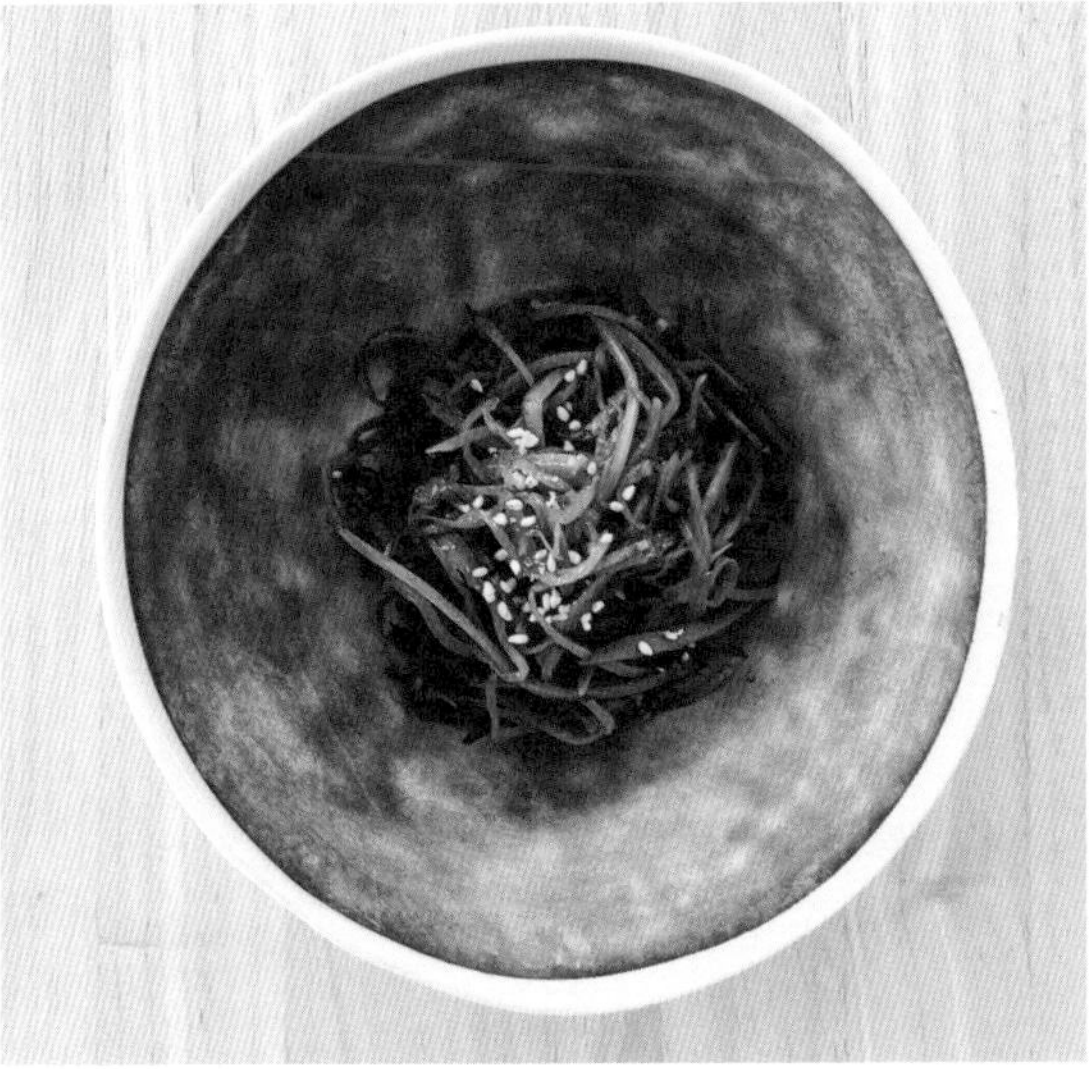

陽性の野菜

きんぴらごぼう

材料
ごぼう…1本
にんじん…中1本
しょうゆ…大さじ2

①ごぼうは皮をむかずにていねいに洗い、斜め千切りにする。にんじんも同様に千切りにする。
②鍋にごま油を熱し、先にごぼうを入れてよく炒める。アクの臭いが完全になくなるまで炒めたら鍋の端にひとまとめにして寄せ、次ににんじんを炒める。**↓23頁基本の「き」その3参照**
③にんじんをよく炒め、甘い香りがして水分が完全に飛んだら、ごぼうと合わせ、水をひたひた程度に入れて弱火でゆっくりと煮込む。
④水を煮切り、ごぼうによく火が通ったら、しょうゆを回し入れ、鍋を揺らしながら全体に行き渡らせて味を付ける。

もっと深くマクロビ料理

究極のきんぴらごぼう

きんぴらごぼうのレシピ**（上記参照）**の③と④「水をひたひた程度に入れ→弱火で煮切る」を６回繰り返してできるきんぴらごぼうは、究極のきんぴらごぼう。陰から陽の変容を全体で７回繰り返すことでワンランク上のステージとなります。時間があるときにぜひ挑戦してみてくださいね。

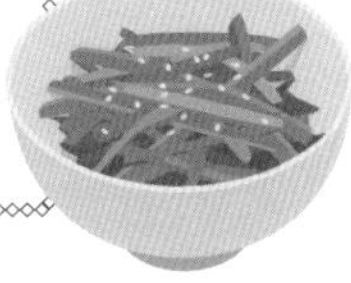

スープレシピ

野菜ベースのスープ

栄養価も高く吸収もよいスープは、胃が弱っている人や、赤ちゃんの離乳食など、活用の幅の広い一品です。日本にはみそ汁という伝統的な発酵食品のスープがあり、造血作用とミネラル補給の両方を兼ね備えています。温かい飲み物があると体も心もほっとします。野菜の栄養とうまみをベースに、四季折々の具や海藻を入れ、気軽に作れるスープレシピを揃えてみました。暖かい地域や季節には野菜を多めにし、甘めの仕上りで。寒い地域や季節にはみそや塩を少し濃いめに効かせて召し上がるとよいでしょう。

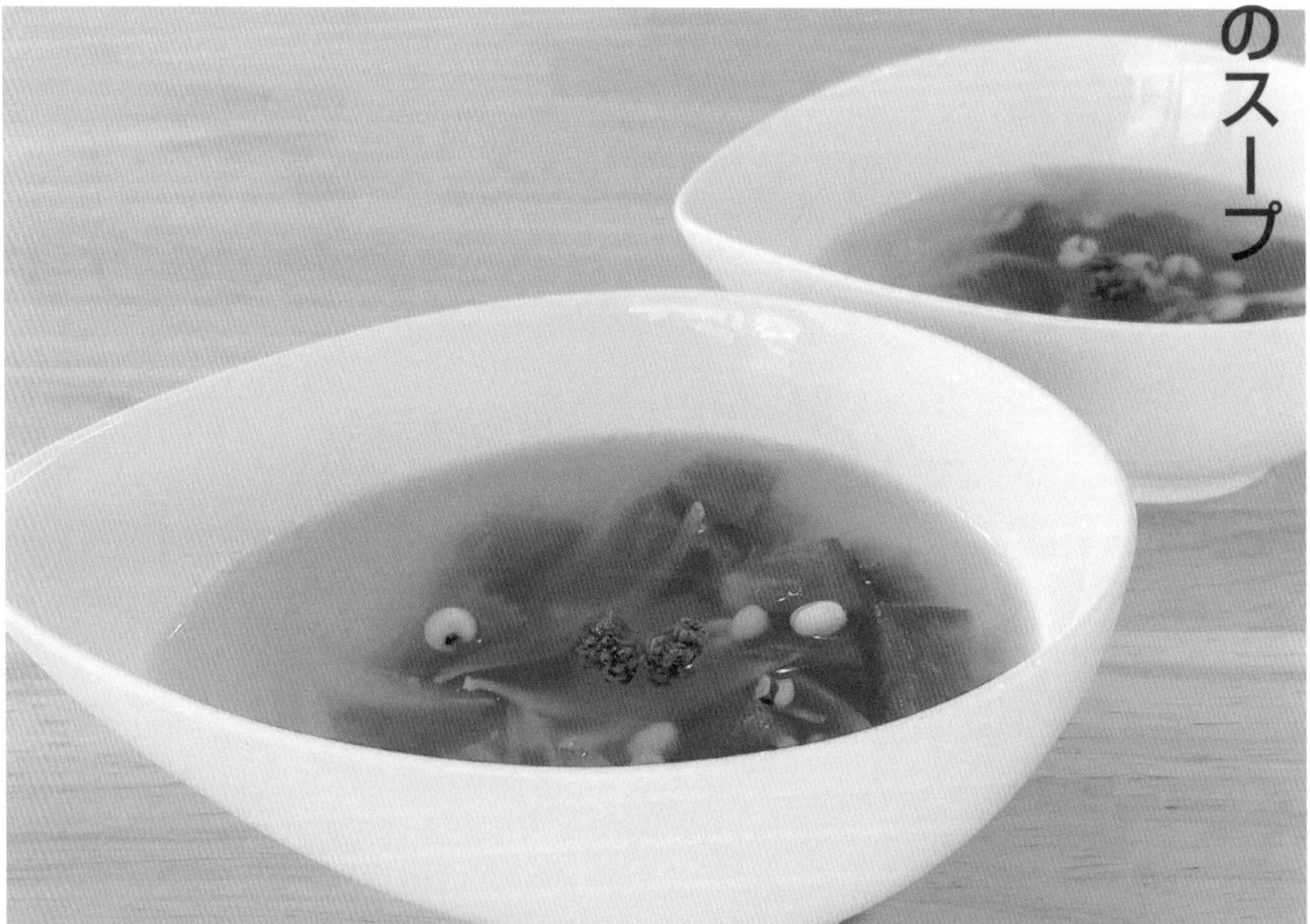

トマトと雑穀のスープ

材料

玉ねぎ…中½個（100g）
トマト…中1個
もちきび…大さじ2
水…2〜2½カップ（400〜600cc）
塩…少々
ベジタリアン用スープブイヨン
→66頁だしのお助け商品参照

①玉ねぎは回し切り、トマトは一口大に切る。
②鍋に水と玉ねぎ、洗ったもちきびをいれ火にかける。
③沸騰したら、トマトとスープの素を入れ、さらに煮る。
④塩で味をととのえる。

かぼちゃのポタージュ

材料
かぼちゃ…½個（700g）
玉ねぎ…中1個
水…2〜2½カップ（400〜600cc）
豆乳…½カップ（100cc）
塩・コショウ…少々

①かぼちゃは蒸して皮をとる。
②玉ねぎはくし切りにし、炒めておく。
③①と②を合わせてミキサーにかける。
④③を鍋に移し水を入れ、火を通す。煮立ったら塩、コショウで味を整え、最後に豆乳を入れる。

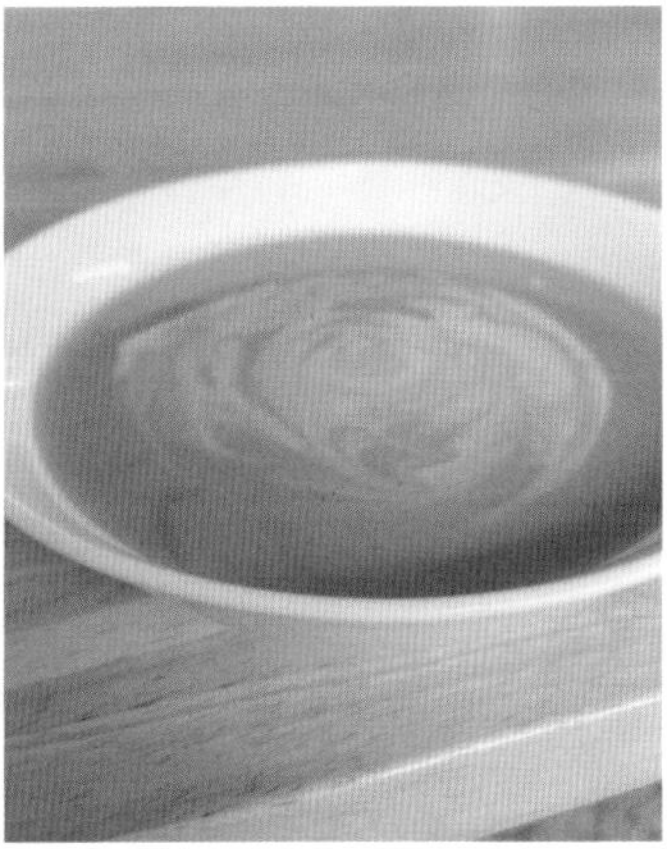

切り干し大根のあっさりスープ

材料
切干大根…約10g　お好みのきのこ…½パック（40g）　アマランサス…大さじ1
水…2〜2½カップ（400〜600cc）　しょうゆ・塩…少々　ベジタリアン用スープブイヨン↓**66頁だしのお助け商品参照**

①切干大根は食べやすい長さに切り、水でさっと洗う。きのこはほぐしておく。
②弱火で切り干し大根をカラ煎りし、油を入れきのこを炒める。水、アマランサスを加え、そのまま弱火で沸騰させる。沸騰したらスープブイヨンを加える。
③しょうゆ、塩で味を整える。

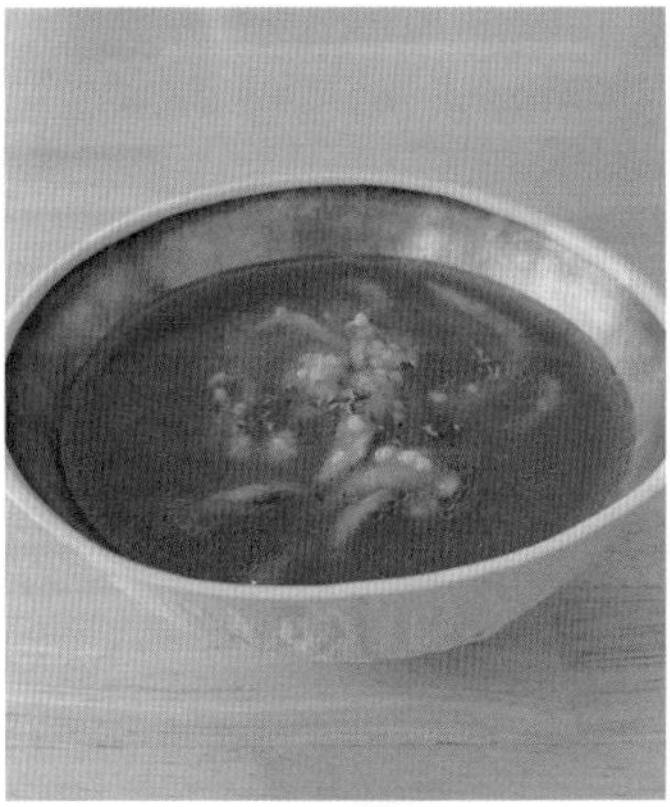

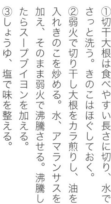

マクロビオティックの　本格だしの取り方

昆布（約10㎝）と干し椎茸２枚を鍋に入れ、２ℓの水に一晩浸しておく。次の日、朝から中火にかけ、小さな気泡が出はじめて熱くなってきたら弱火にし、夜寝るまで（汁が少なくなったら水を足しながら）火を通し続ける。だしは絶対に沸騰させないこと。この１日目の終了時に昆布は取り出す。次の日の朝から干し椎茸だけになった鍋にさらに夜まで火を通して完成（もし水がなくなりそうなら途中で足す）。布で濾《こ》してそのままお使いください。時間はかかるけれど、栄養たっぷり。体を温める薬にもなっています。

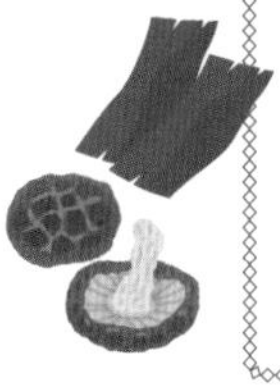

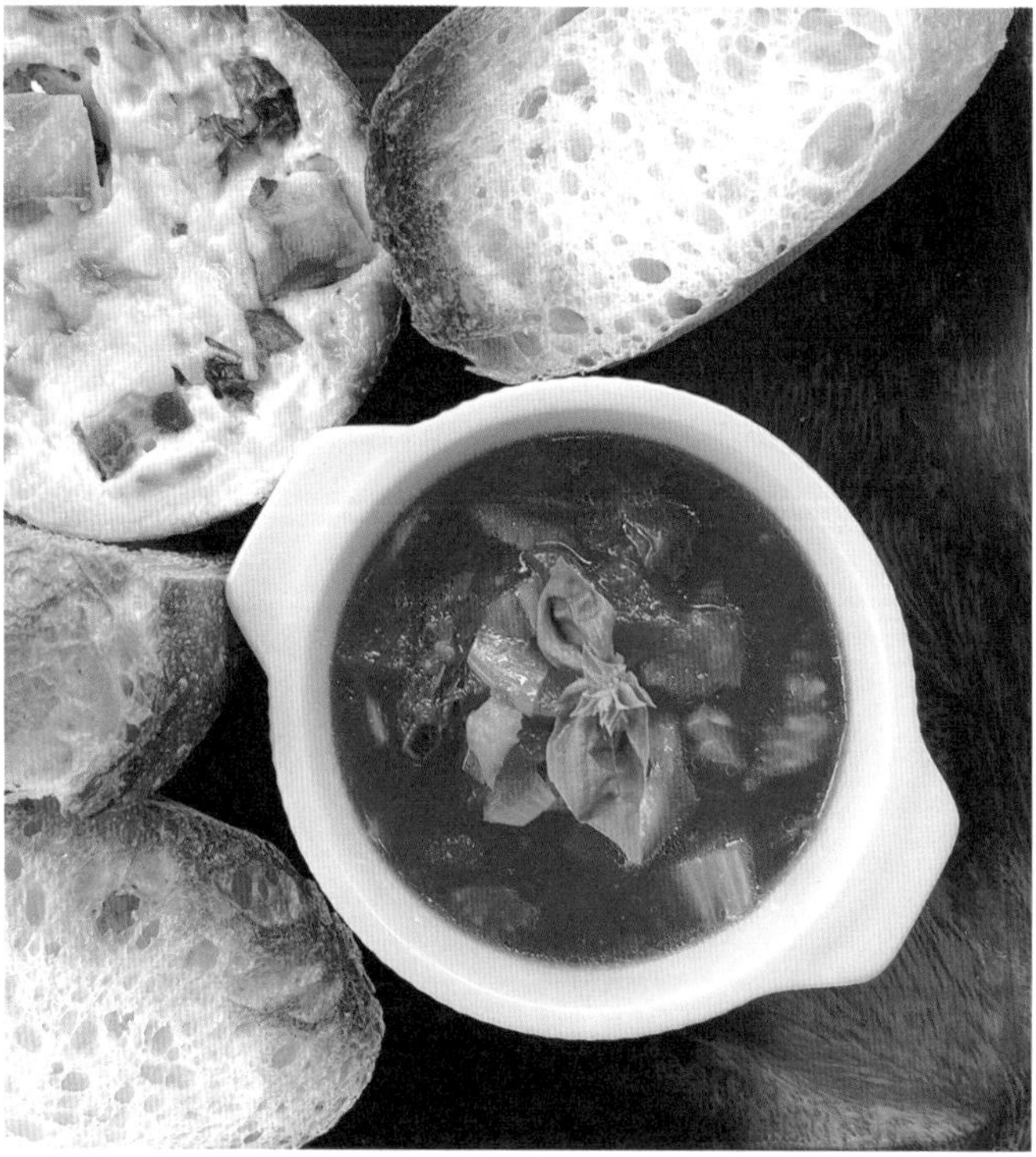

具だくさんのミネストローネ

材料
トマトピューレ…1缶（400g）
しめじ…1パック（80g）
キャベツ…¼個（330g）
セロリ…1本　玉ねぎ…中1個
にんじん…中1本　みそ…大さじ1
塩（2種）…小さじ½　コショウ…少々
水…2カップ（400cc）
インゲン（飾り用。湯がいておく）

①しめじはバラしておく。キャベツ、セロリ、玉ねぎはざく切り、にんじんは1cm角のコロ切りにしておく。
②土鍋にトマトピューレ→しめじ→キャベツ→セロリ→玉ねぎ→にんじん→みその順に重ね煮する。弱火で約1時間火にかける。→**23頁基本の「き」その4参照**
③にんじんに完全に火が通ったらやさしくかき混ぜ、水を加えて再び弱火で煮る。
④沸騰したら火を止め、2種類の塩を合わせて小さじ½、コショウ、好みでメープルシロップ小さじ1弱を入れ味をととのえる。
⑤器に盛り、上からインゲンを飾る。

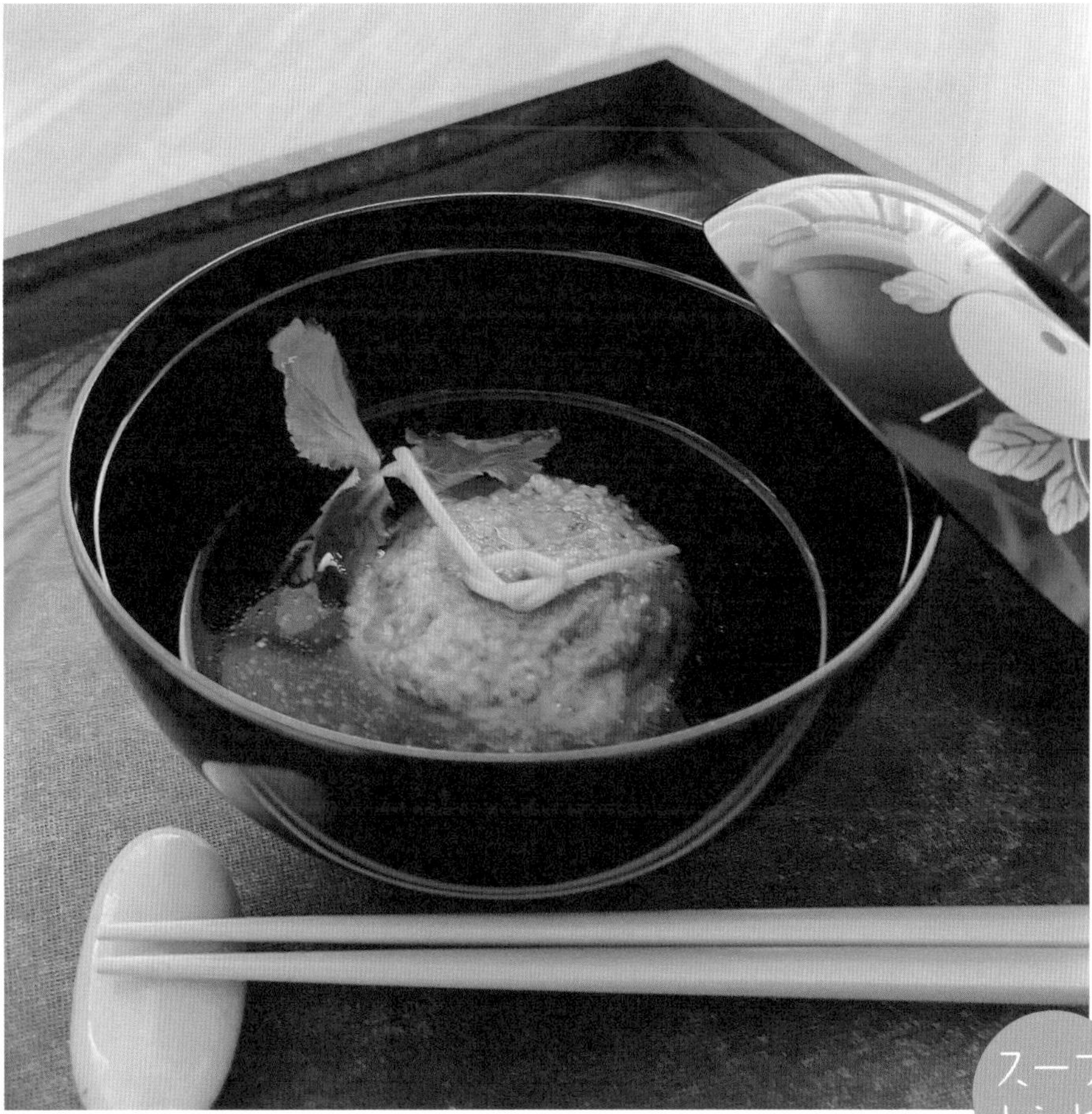

スープレシピ

レンコン寄せのお吸い物

材料
レンコン…180ｇ
葛粉…大さじ1
練りごま（白）…大さじ1
塩…小さじ½
だし汁…3カップ（600cc）
三つ葉（みじん切り）…小さじ½

①レンコンをすりおろし、さらにすり鉢でよくする。
②①に葛粉、練りごま、塩を入れてよくすり合わせ、流し缶に入れ15分蒸す。
③②がよく冷めたら型から取り出して椀に入る大きさに切り分け、180度の油で揚げる。
④椀にレンコンを入れ、熱いだし汁を注ぎいれる。

↓77頁本格だしの取り方参照

サラダレシピ

脇役じゃないサラダ

サラダがコース料理の一番最初に出てくるのは、これからはじまる食事をスムーズに体に取り込めるよう、閉じた身体を緩ませる作用があるから。サラダからはじまり、前菜、メインディッシュへと進み、最後はデザートで終わるコースは、まるで徐々に盛り上がっていき最後は静かに終わる交響曲に似ています。

陰性からスタートしたコース料理は少しずつ陽性へと盛り上がっていき、お肉お魚という最大陽性でクライマックスを迎え、最後は究極の陰性デザートで終わります。そんな物語の最初のお料理がサラダです。

野菜のミネラルや酵素を取り込み、雑穀や豆を合わせ、栄養たっぷりなメイン張りのサラダをどうぞ。

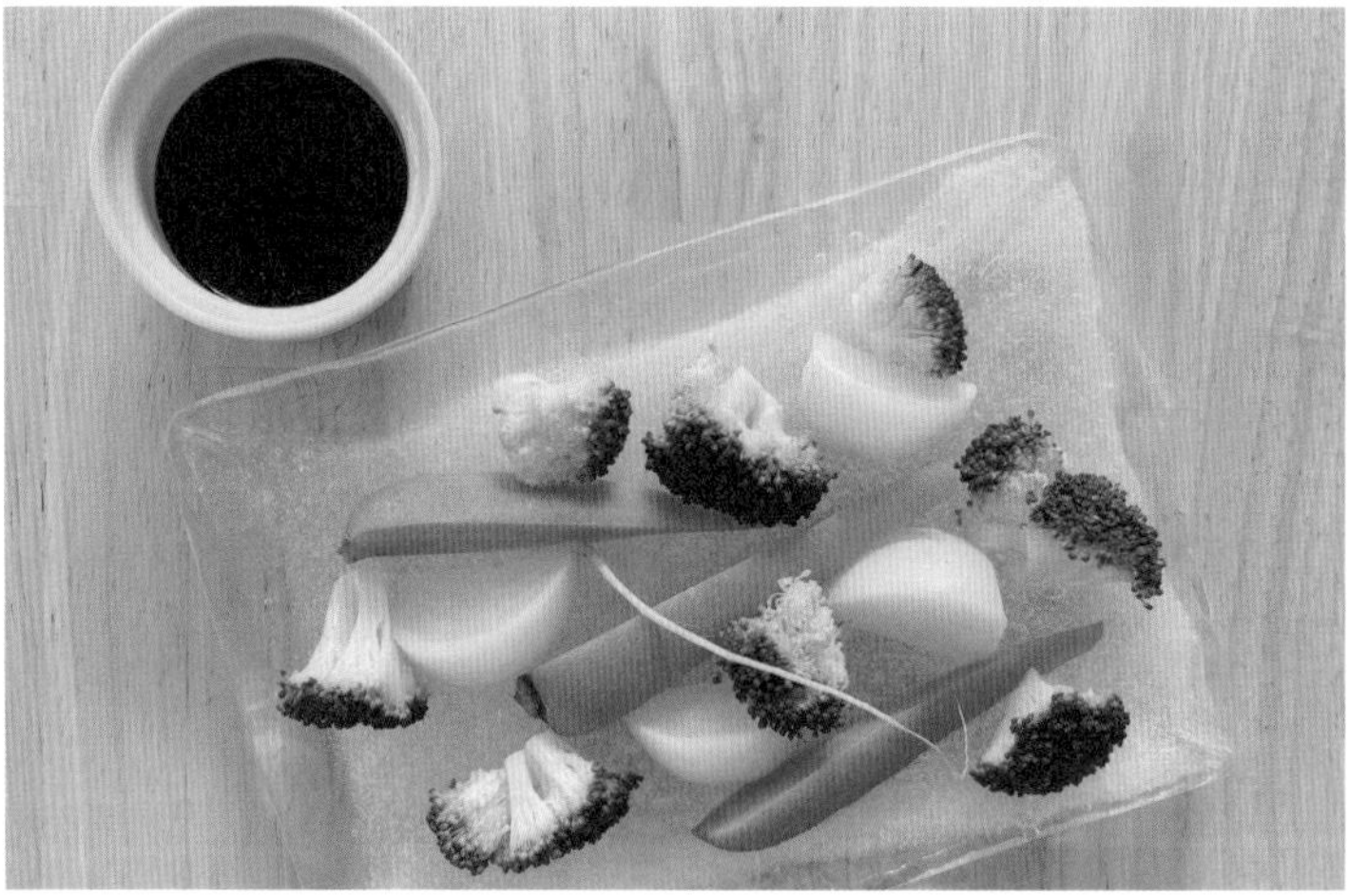

温野菜のサラダ

材料

かぶ…2個　ブロッコリー…200g
にんじん…小1本（100g）

(ドレッシング)

黒ごま（すりおろし）…大さじ1
ごま油…大さじ1
しょうゆ…大さじ1
メープルシロップ…大さじ1弱
酢…大さじ½

下ごしらえ

かぶは8等分のくし切り。ブロッコリーは小株に分ける。にんじんは薄めに短冊切り。

①材料を人数分に分け、布巾に包んで蒸す。
②圧力鍋の場合は最初は強火、重りが回ってから弱火で3分、火を止め圧が抜けるまで約10分置く。
③ドレッシングを作る。材料をすべて合わせよく混ぜておく。
④蒸しあがった野菜を皿に盛り、粗熱が取れたら④をかける。

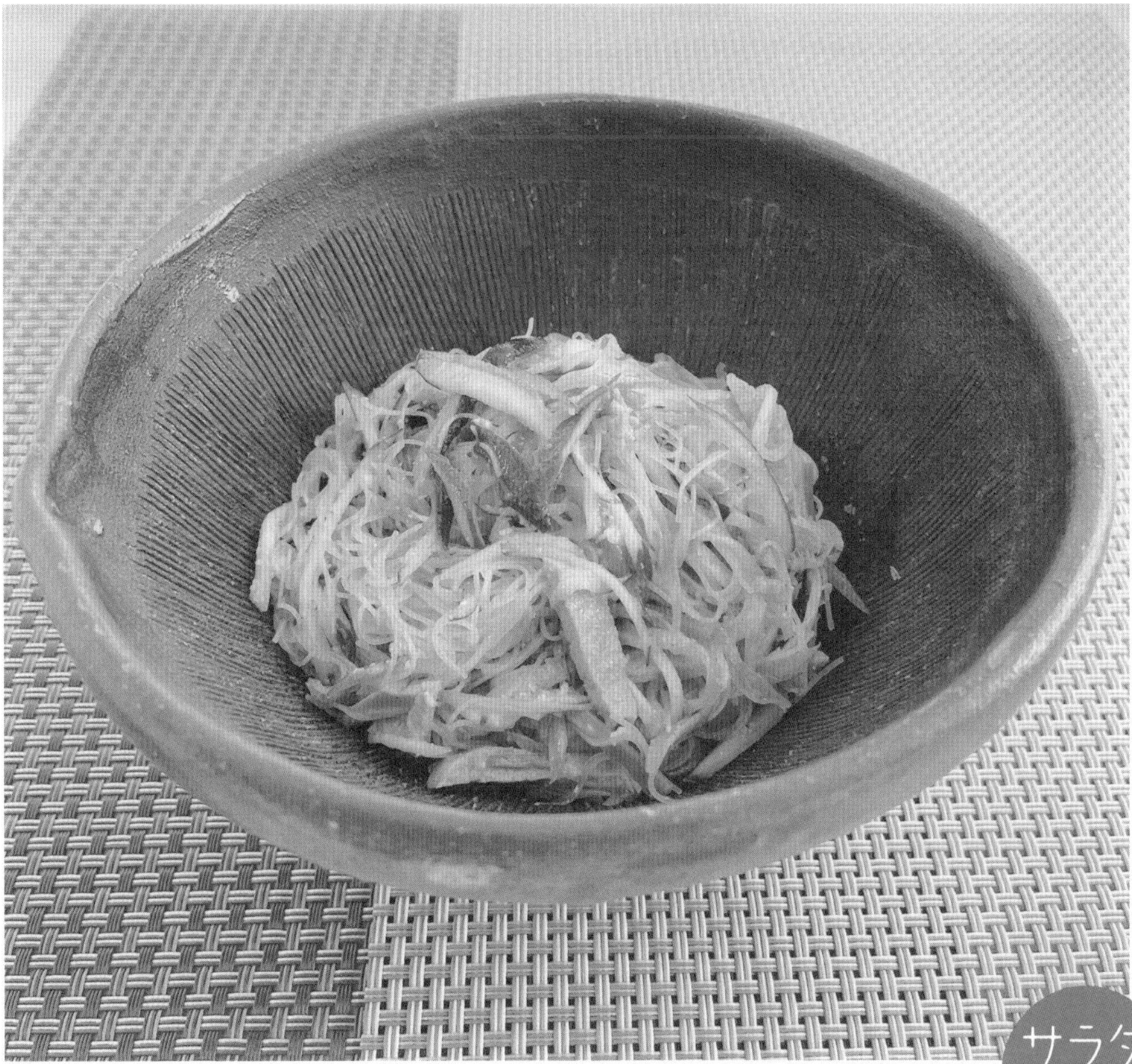

サラダ
レシピ

中華サラダ

材料

ビーフン…50〜70g
干し椎茸 …1〜2枚
グルテンミート(ブロックタイプ)…1缶(130g)
にんじん…中½本　　きゅうり…1本

(A) ★鉄板レシピ
しょうゆ…大さじ2〜3　　ごま油 …大さじ1　　カラシ…お好みで適宜

(B) ★鉄板レシピ
しょうゆ…大さじ2　　ごま油…大さじ1
すり白ごま…大さじ1　　長ねぎ…大さじ1
すりおろしニンニク…5g　　コショウ…少々

①ビーフンは沸騰した湯の中に入れて1〜2分茹で、透明になったらザルに上げて食べやすい長さに切り、しょうゆ、ごま油、カラシで下味を付けておく。
②干し椎茸、グルテンミート、きゅうりは千切りにし、Bで和えておく。
③にんじんは千切りにし蒸し煮にする。
→50頁基本の「き」蒸しにんじん参照
④①②③の材料をすべて合わせて、よく混ぜてでき上がり。

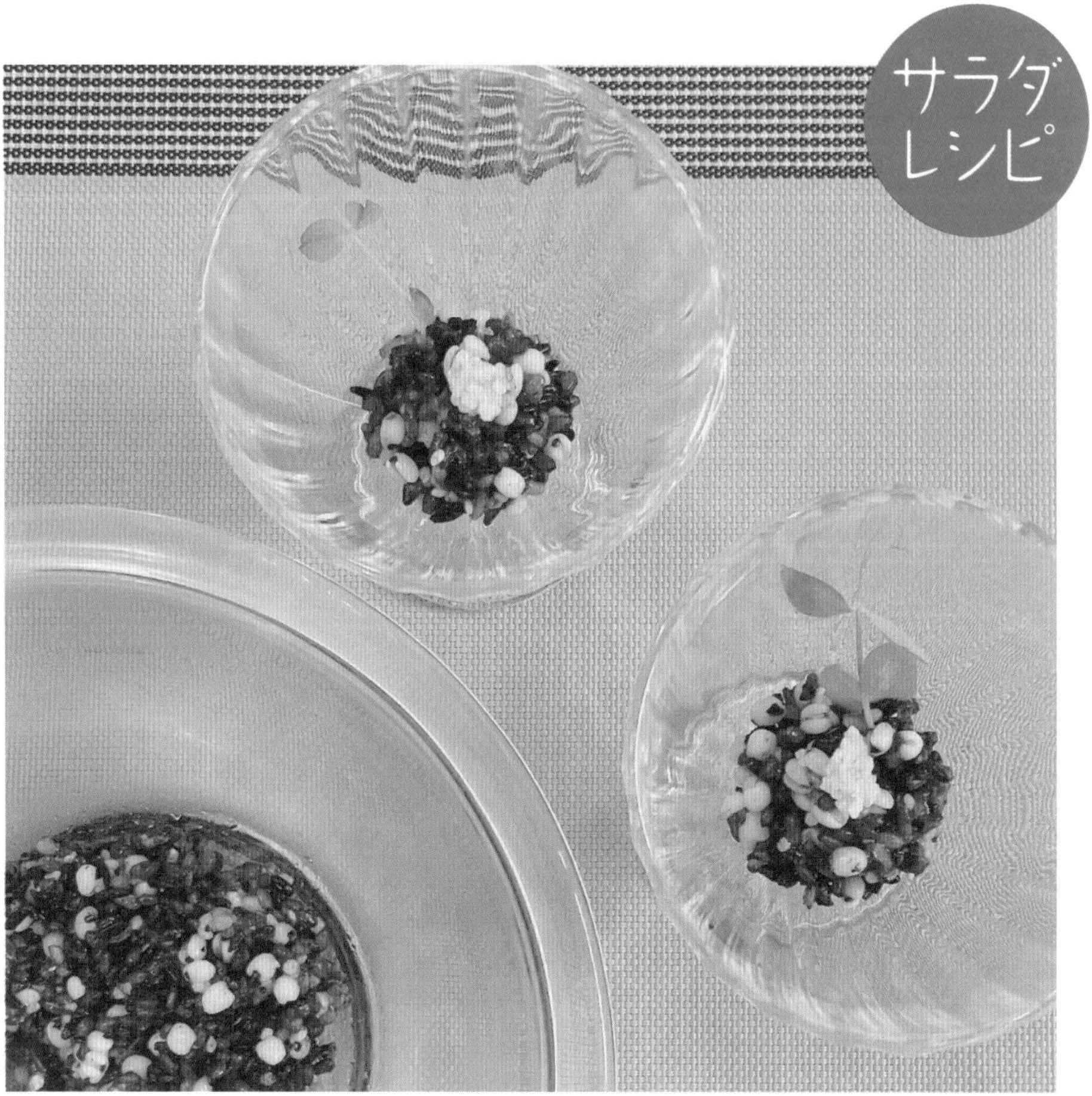

雑穀サラダ

材料

炊いた玄米、黒米、丸麦、もちきびなど、茶碗1杯（150g）

Ⓐ

オリーブオイル…大さじ1

酢、またレモン絞り汁…大さじ1

塩…小さじ¼

メープルシロップ…小さじ½

コショウ…少々

①Ⓐの材料でドレッシングを作り、玄米、雑穀に合わせる。

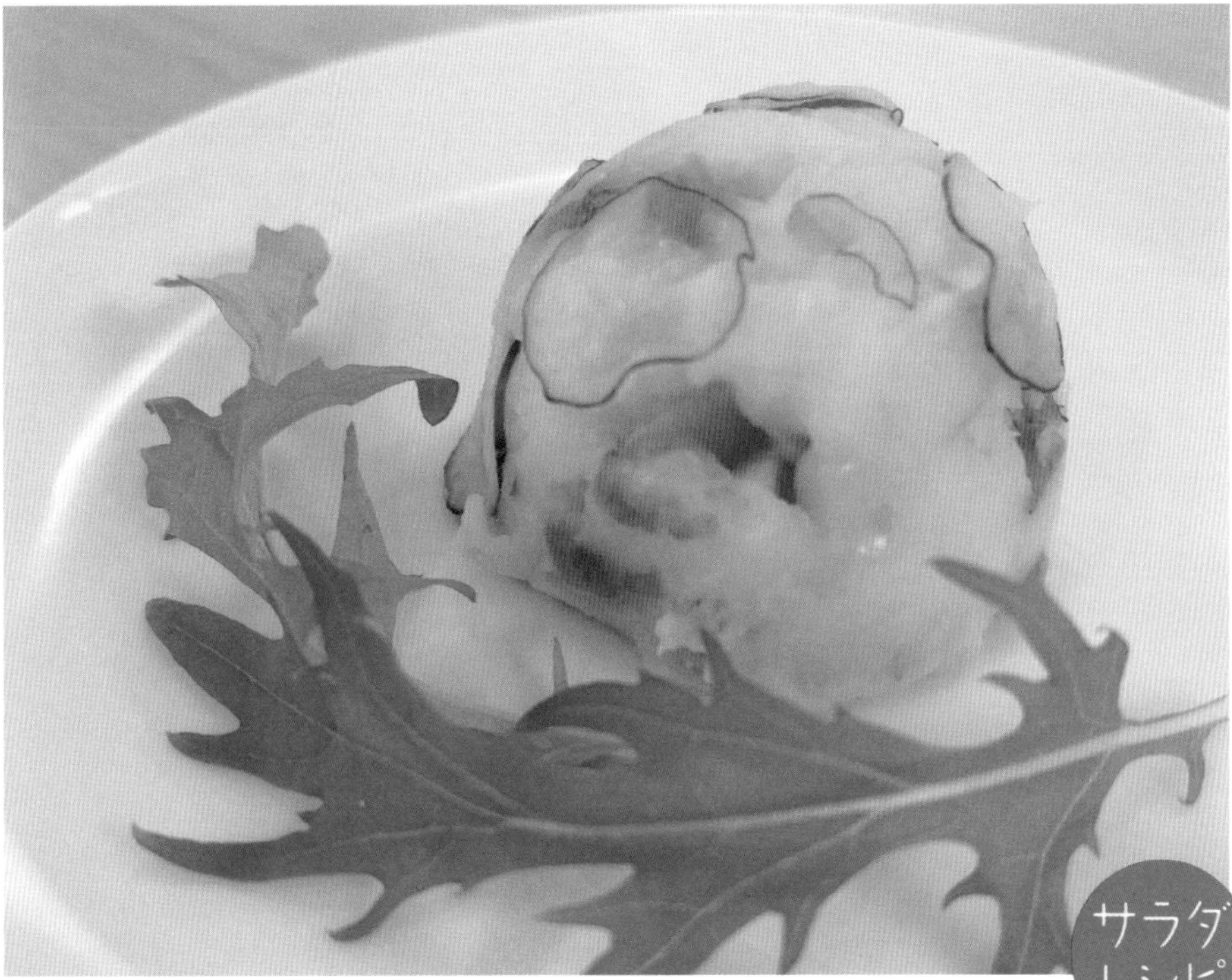

サラダレシピ

長芋のポテトサラダ

材料

長芋…½本
にんじん…½本
コーン…50g
きゅうり…½本
オリーブオイル…大さじ1
岩塩（パウダー）…1〜2g
コショウ…少々

①長芋は茹でてマッシュしておく。
②にんじん、きゅうりは約8㎜のコロ切り。にんじんは茹でておく。コーンは缶から出し水分を切る。
③①と②を合わせ、オリーブオイル、岩塩、コショウで味を付ける。

気になる　にきび、吹き出物

干し椎茸１枚、にんじん１本（皮つき）、大根５〜６㎝（皮つき）、玉ねぎ１個、ごぼう約10cm（皮つき）を鍋に入れ、材料が浮かぶ程度の水を入れて弱火で５〜６時間煮込み、出たスープを飲みます。体内で燃焼している余分なエネルギーを鎮火させます。

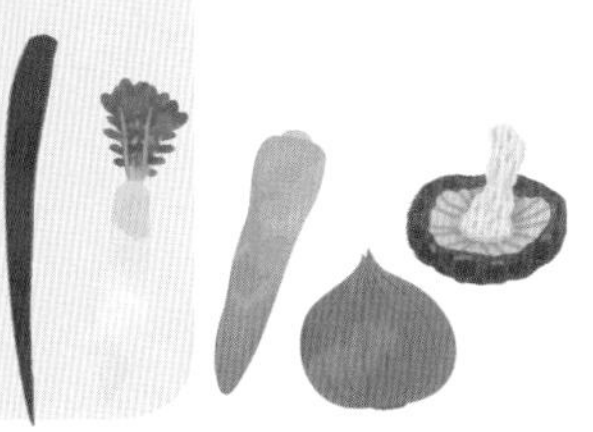

知っていると役に立つちょっと上級なお手当編

風邪

鼻水

▶流れるような鼻水の場合は陰性。酸味のない果物、陰性の飲み物、白砂糖の摂りすぎ傾向あり。逆に鼻が詰まったような場合は陽性偏りで動物性食品の摂りすぎか油物過多の傾向。どちらも絶食、または基本食の小食でよくなります。

▶ 10 歳くらいまでは鼻水を垂らしていたほうが生殖器がちゃんと発達するといわれています。また、腎臓が血液の汚れを除くのに間に合わないときに鼻水で外に排出することがあります。この場合には腎臓にこんにゃくシップをします。

▶アレルギー性鼻炎は、本来皮膚を通して外に出す毒素を薬で止めてしまったため、抑え込まれた毒素が喘息や鼻炎として現れていることが多く、10 歳まではアトピーは出させるとよいです。

発熱

▶子どもの場合は食べ過ぎで便が出ていないことがあり、排便させると下がることが多いです。この場合の見極めとして、食べすぎると子どもの耳が赤くなっています。こんな時はリンゴジュース、リンゴすりおろしを食べさせてあげます。大人の発熱には、椎茸スープ（肉過多状況のとき）を。お魚の食べ過ぎの場合は、大人には大根おろし、子どもにはミカンしぼり汁。

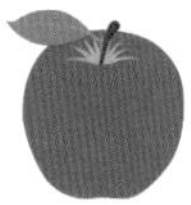

▶熱を下げる方法は、キャベツの葉を頭部に当てます **(→ 72 頁参照)**。熱が高く、吐き気がなければ水をどんどん飲ませること。

悪寒

足裏にこんにゃくシップする。

消化器系の風邪

足湯が有効。

タバコの吸いすぎ

みそ汁を常飲する。

喉の痛み

喉の痛みを感じない程度の細く長い深呼吸を何度もする。煙も有効。

夏風邪

▼暑い日が続いたときや、日中強い日差しに当たった日の夜に高熱を出すことがあります。昼間は一時熱が下がっても夜になるとまた熱を出すことを繰り返す症状です。治ったと思い昼間普段通りに過ごさせると夜からの熱が引かなくなり、長引く風邪。体にこもった熱が疲労により調整不能になった状態です。水分は切らさないようにし、ゆっくりとよく休ませます。

▼よく冷やしたキャベツの葉を頭に当て、タオルできつく縛ります。嫌がらなければ足裏にも冷やしたキャベツの葉を当てます。寒天で固めたリンゴゼリー、ごま塩を利かせた玄米粥を食べさせます。

→72頁キャベツシップ参照

その他

肩こり

白砂糖を急激に取ったときに起こることが多いので、白砂糖、酸味のない果物をやめる。生姜シップをします。

咳

心理的なものと環境的なものがある。夜に眠れないようなひどい咳のときには里芋シップを胸に当てると楽になる場合もある。身体がかなり冷えるので、数日に1回とする。

口内炎

①タンポポコーヒーを煮出したものを口内炎の所に含ませる。熱いほうがよい。②ビタミンC不足（豚肉を食べる）。

気になる 頭痛の原因は？

片頭痛は原因解明がむずかしく、対処法も人それぞれ。原因としては、①気圧の変化 ②電気的なものの停滞 ③古い怪我や痛みの残骸です。

乳腺炎

生姜シップ、里芋シップをペアで処方。硬くなった乳房を痛くても少しずつ動かしてゆくこと。乳製品と卵系食品は厳禁。乳腺炎になる人は乳製品好きな人が多い。

痔

お酒の飲みすぎ（＝極陰）。玄米菜食の1汁1菜でしばらく過ごします。患部には生姜シップ。

耳の聞こえが悪い

股間節が硬くなっていることが多いので、股関節の筋肉を緩める体操またはマッサージを施す。頭蓋骨を緩めることも有効。

目ヤニ

朝起きたときに目ヤニが出ているときは、食べすぎの合図。動物性食品、油物、乳製品、卵などの排毒。小食、絶食が有効。

目の疲れ

温める。熱いタオルを当てる、手をしばらく当てる。

水虫・水いぼ

ティートリーオイル3～4滴、無添加せっけん小さじ1を洗面器にぬるま湯で溶かし、水虫は足を浸ける。水いぼは塗る（数日続ける）。

けが・頭のけが

けがをした部分をきれいにした後、もぐさを当てておく（一度つけたものはそのまま完治するまで変えない）。野外でけがをした場合にはよもぎの葉を見つけてよく揉んで当てておく（応急処置です）。頭を強打した場合は、すぐに豆腐をガーゼに包んで静かに当て、安静にすること。頭部の患部から背骨、尾てい骨にしばらく手を当ててあげるとなお良いです。

生姜シップ

▼痔、帯状ほう疹に。生姜3～4個をすりおろして布で包み、大きな鍋で沸騰直前の温度をキープして生姜のエキスを煮出す。かなり熱いので温度に注意しながら患部にそっと当てる。とても痛いのでやさしく。

お手当
飲み物編

三年番茶

材料
水…1カップ（200cc）
三年番茶…茶さじ1～2杯

①土鍋（が望ましい）またはやかんで水から弱火で20分以上煮出す。

▼三年番茶とは、自然の中で三年以上成長したお茶の木を、秋から冬にかけて枝ごと切り落とし、釜炒りし、熟成させたお茶のこと。「寒茶」とも呼ぶ。初夏に茶摘みされたお茶よりも栄養が凝縮され味が濃いとされる。マクロビオティックでは葉と枝の比率で陰陽順に色分けされて販売されており、陰性↓陽性の比率順に黄↓緑↓赤の袋で区別されます。体質や用途によって使いわけをし、お手当用には一番陽性の赤い袋のものを使う。赤袋のものは急須で数分蒸らしても色が出ないので、必ず土鍋などで煮出す。
▼利尿作用
▼酸性傾向にある体をアルカリ性に補正し、血液を浄化

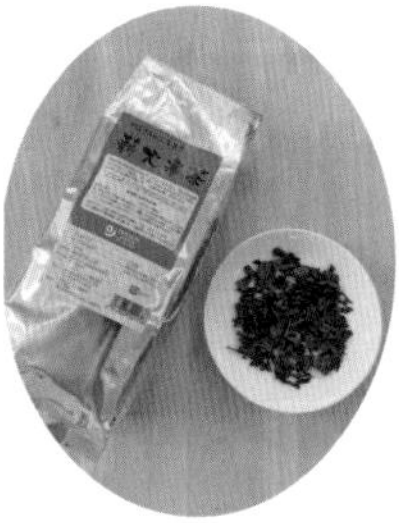

梅しょう番茶

材料
三年番茶…½カップ（100cc）
梅干し…⅓～1個
しょうゆ…少々～小さじ1
生姜しぼり汁…2～4滴

①梅干しの果肉を包丁でたたきペースト状にする。
②湯呑みに①を入れ熱い番茶を注ぐ。
③しょうゆと生姜汁をいれて混ぜる。
※市販の梅ペーストで代用可能

▼疲労の激しい時、食欲不振、おなかが冷えたときの腹痛、下痢、脈が激しいとき、動悸、陰性の痰（透明なぬるぬるした痰）、湯あたり、貧血、車酔いに。
▼体が陰性になって冷えているとき、疲労しているとき、貧血のときなどに。動物性食品、添加物、砂糖を摂りすぎの人は血液が酸化しており、飲み続けて血液がアルカリ性になると不調が改善されてくる。梅しょう番茶が体調に合わない場合はおいしくないと感じるので、無理をしないこと。

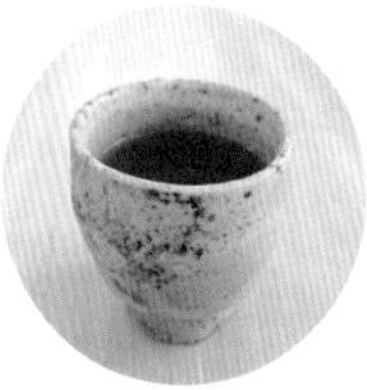

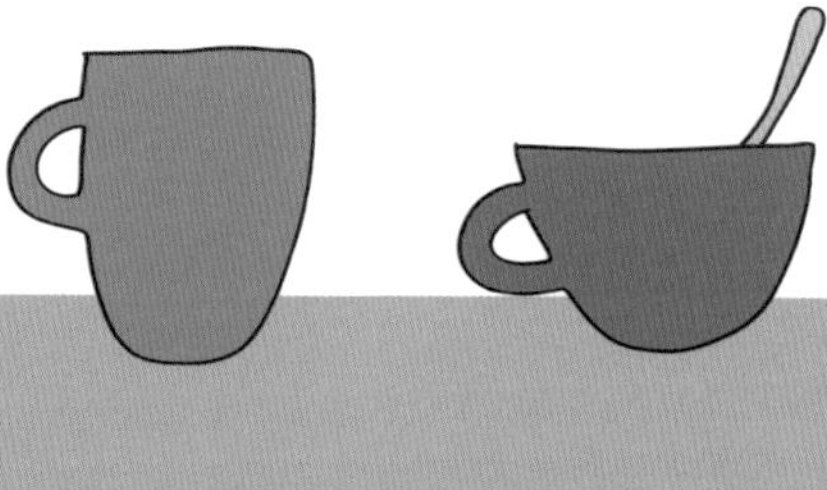

椎茸昆布

材料
昆布…約3㎝×3〜5枚
干し椎茸…1枚
水…1カップ（200cc）

①ポット、空き瓶などに材料を入れ一晩冷蔵庫で置く。次の日そのまま飲む。

▼高血圧、ほてり、肉の食べすぎによる発熱の解熱、頭痛、肩こり、精神病で興奮状態のときなどに。昆布の陰性と椎茸の陰性を合わせた飲み物で動物性の脂肪を溶かし、体にたまった熱を取り去る。高血圧、解熱に即効性がある。非常に陰性のため、高血圧の人は効果が出たら、解熱には1度だけの飲用とする。

タンポポコーヒー

タンポポの根を焙煎した飲み物。ティーバッグ入りで市販されており手軽に飲める。

▼冷え性、うつ病、神経症、心臓病、体が弱っているときなどに。野草の王様と呼ばれるほど薬効が高く、陽性のエネルギーが詰まっている。根自体をきんぴらにして食べたりエキスを摂ったりするのと比べれば、飲みものなので多少陰性となるが、体温は上がるので体が温まってきたら控えること。

体力が弱ってしまった
病人のための食事、造血に

玄米スープ

材料
玄米…½カップ
塩…ひとつまみ
水…５カップ（玄米の 10 倍）

①玄米を軽く洗った後、乾いた布に広げ、ザルにのせて乾かしておく。
②土鍋（あればほうろく）で玄米を全体がきつね色になるまでカラ煎りしていく。
③圧力鍋（重病人のためには土鍋）で②と分量の水を入れ時間をかけて炊く。
（参考：圧力鍋だと２時間、土鍋だと４時間が目安）
④蓋を取り、まだ熱いうちに水で湿らせた三角袋に③を入れしごき、のり状になったらボールに受ける。のり状のネバがなくなるまでていねいにしごく（玄米クリーム）。
⑤別鍋に水 200cc と④の玄米クリーム大さじ１を入れぱっと煮立たせる。

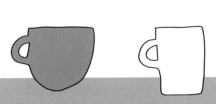

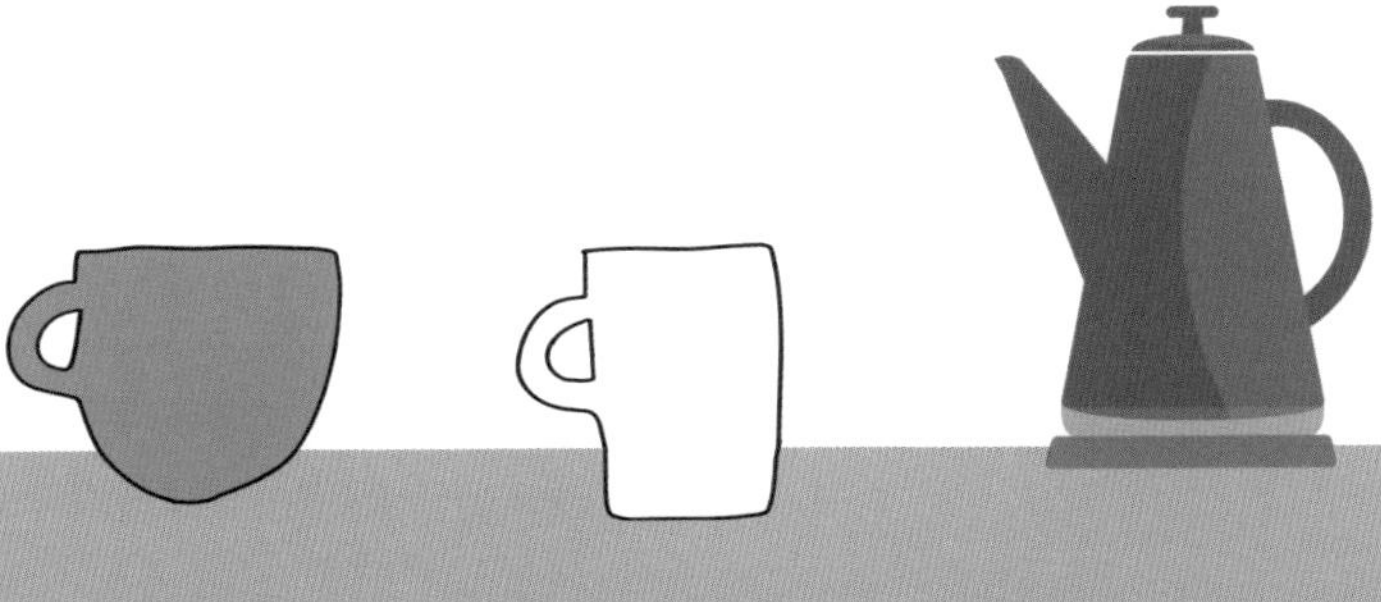

生姜液の作り方

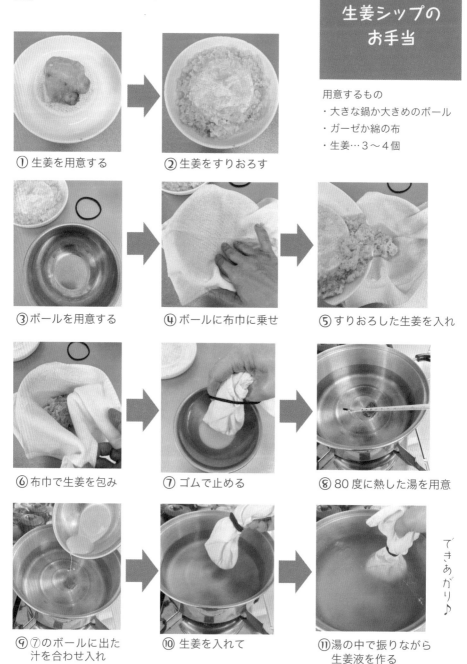

用意するもの
・大きな鍋か大きめのボール
・ガーゼか綿の布
・生姜…３〜４個

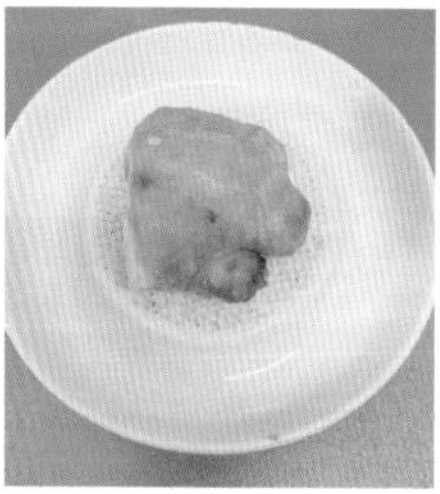
① 生姜を用意する

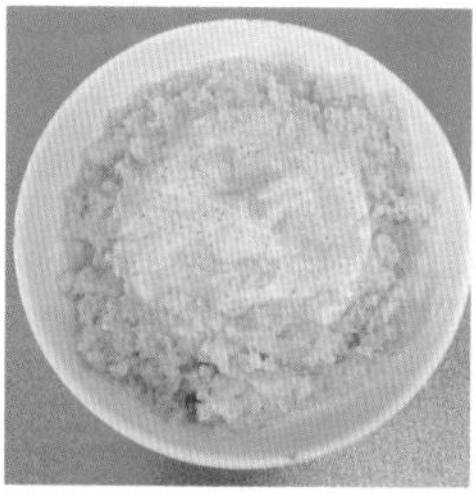
② 生姜をすりおろす

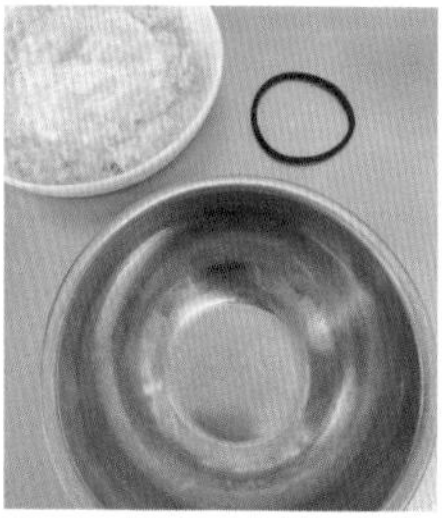
③ボールを用意する

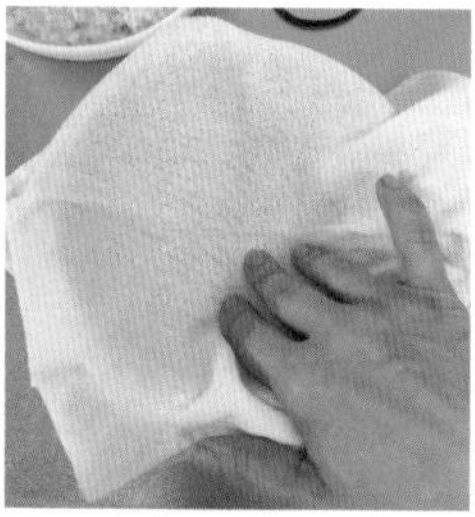
④ ボールに布巾に乗せ

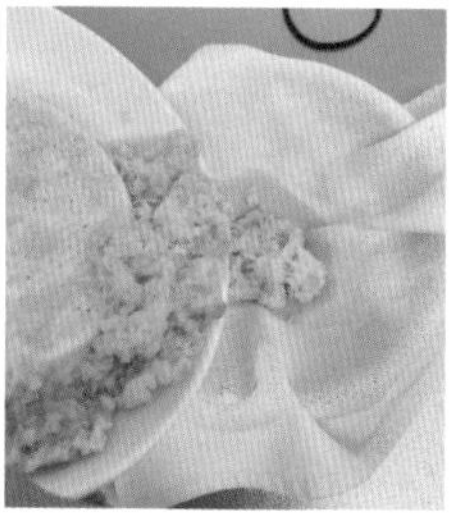
⑤ すりおろした生姜を入れ

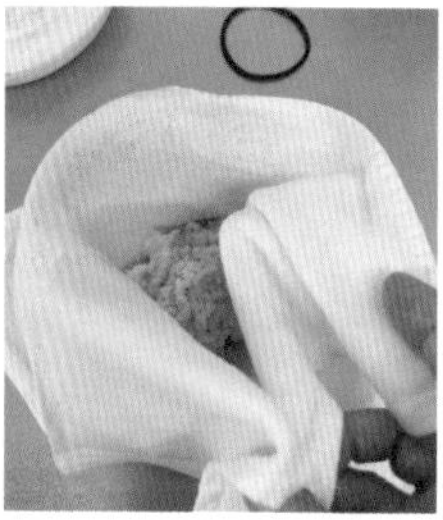
⑥ 布巾で生姜を包み

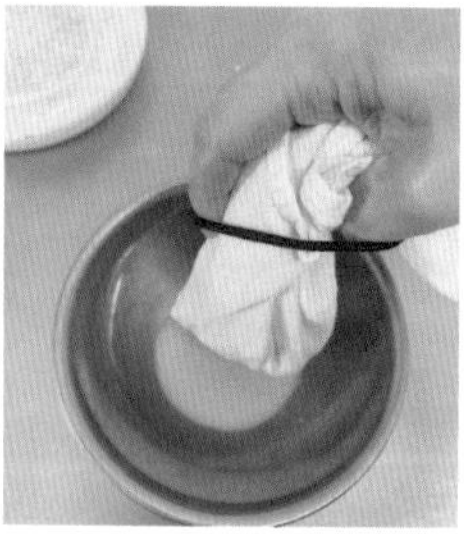
⑦ ゴムで止める

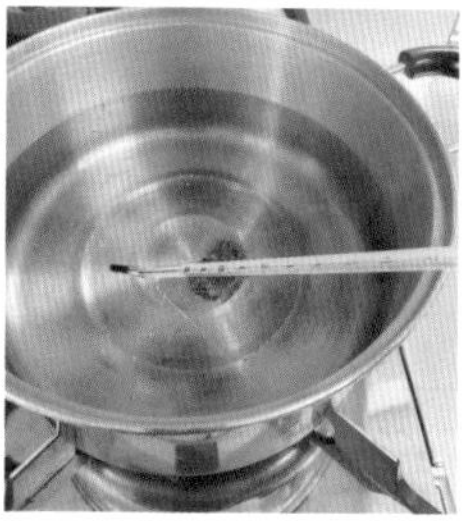
⑧ 80 度に熱した湯を用意

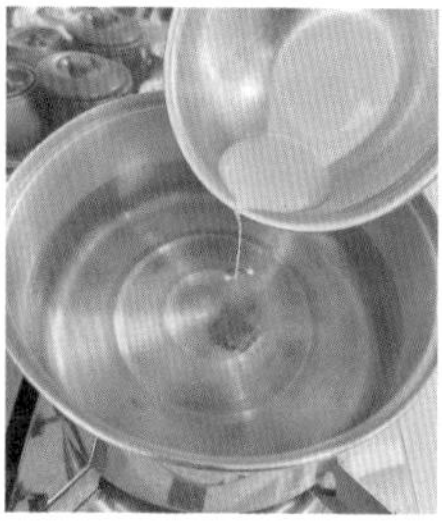
⑨ ⑦のボールに出た汁を合わせ入れ

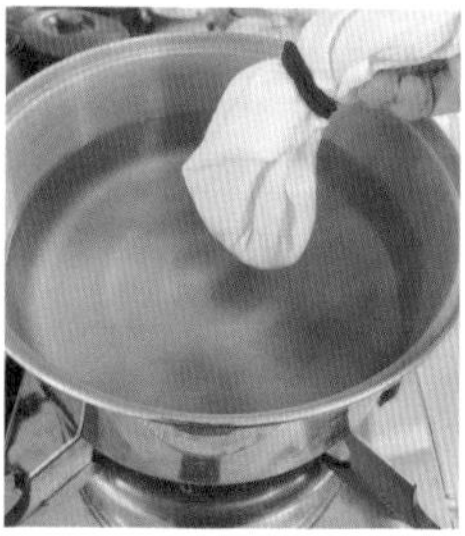
⑩ 生姜を入れて

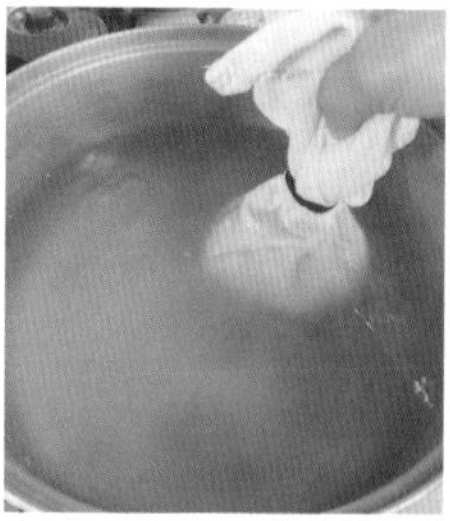
⑪湯の中で振りながら生姜液を作る

できあがり♪

タオルの絞り方

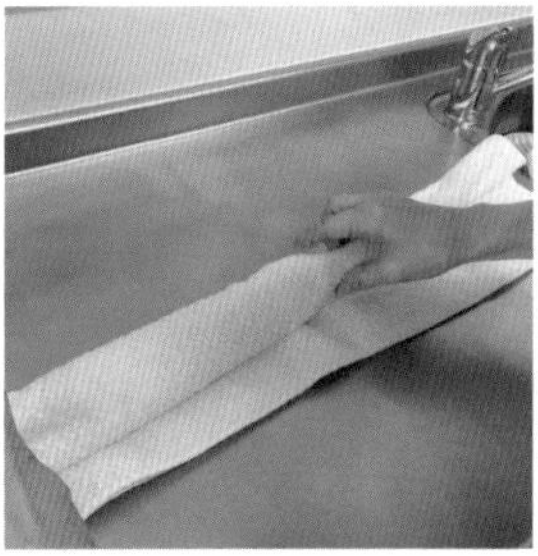
1 タオルを２枚重ねて巻く

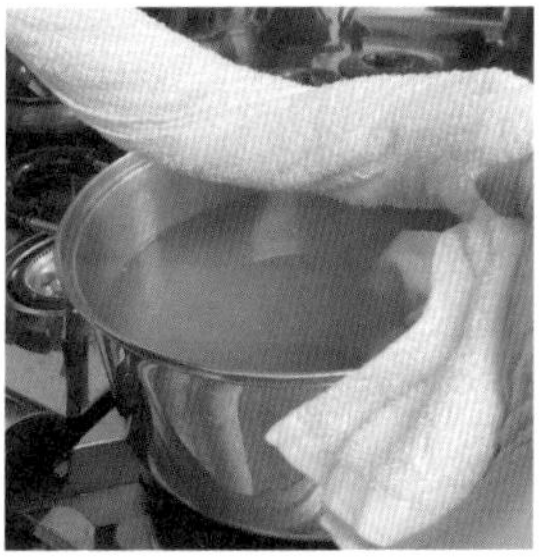
2 両端を持ち、生姜液に

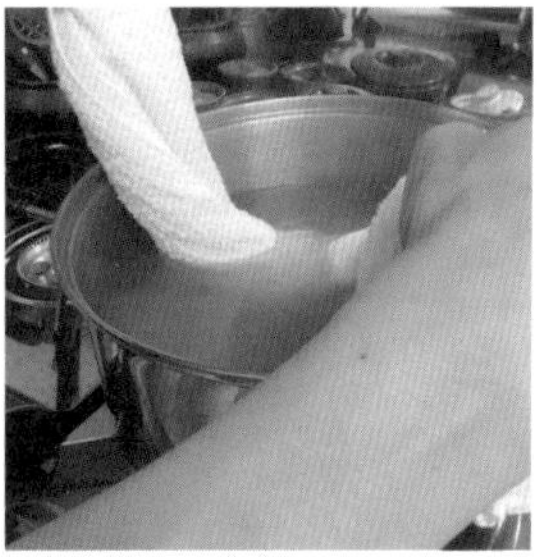
3 中央部だけを浸し

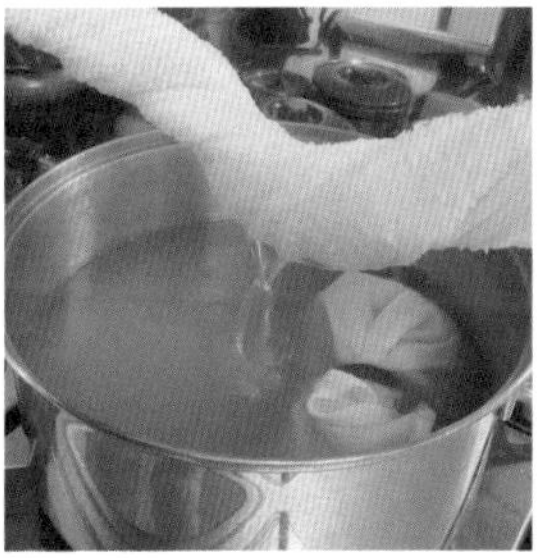
4 両端をねじって絞る

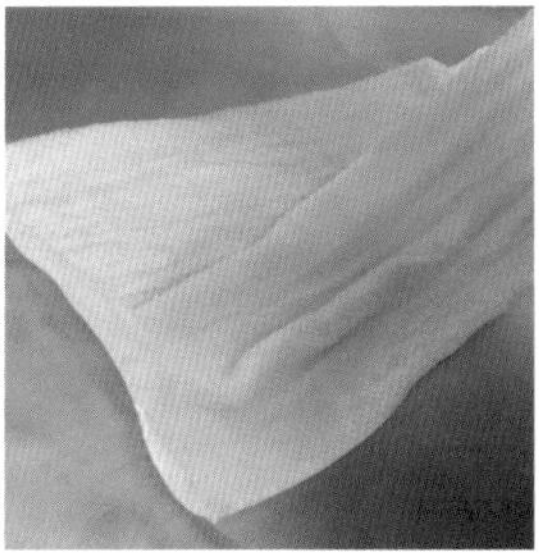
5 熱いうちにタオルを広げ

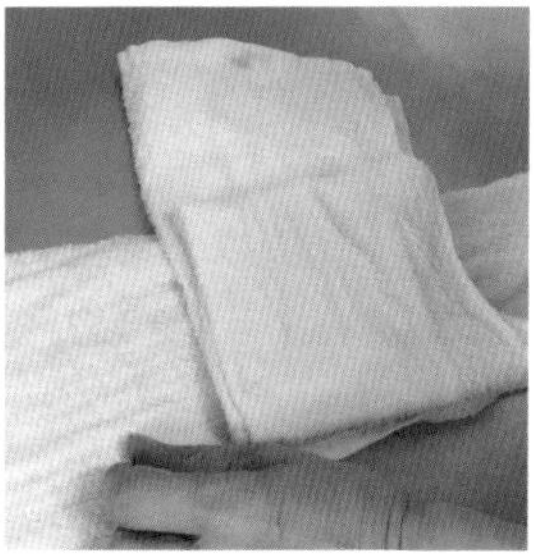
6 ２枚をクロスさせ重ねる

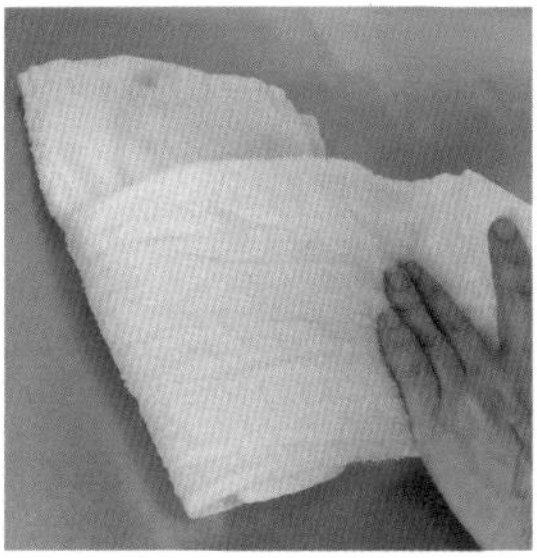
7 重ねたタオルを熱いうちに患部に当てる

里芋シップの作り方

用意するもの

里芋…1個（70g）、生姜…ひとかけ、小麦粉…50g、ガーゼ布

①里芋、生姜をすりおろしてボールに入れる。

②①にホットケーキの種くらいの硬さになるまで小麦粉を入れる（少しかために作ります）。

③ガーゼに②を塗り、それを患部に当てる。流れてくることがあるので、ガーゼの上からタオルを当て、テープで止めておく。

▶目安は１日２〜３回。寝るときは朝まで貼っておきます。市販の里芋粉を使う場合には、酵素を足す意味で野菜をみじん切りにして使います。生姜シップとペアで使うことが多いですが、骨折、ねんざの場合には里芋シップのみを使います。

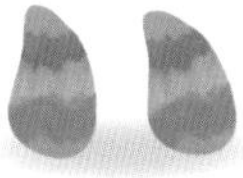

胡麻

麺

粉

お茶

果物

食材、道具などの入手先

オーサワジャパン（食材全般）
東京都目黒区東山 3-1-6　CI ビル
03-6701-3277
https://new.ohsawa-japan.co.jp

ムソー株式会社 ムスビ倶楽部（食材全般）
https://musubi-club.net

三育フーズ株式会社（グルテンミート）
千葉県袖ケ浦市長浦拓 1-1-65
0438-62-2921

自然農法「無」の会（玄米）
https://munokai.com

エムデー科学研究所（塩）「海水の素」
0561-38-3336
https://kaisuinomoto.com/

井上醤油店（しょうゆ）
https://inoue-shoyu-shop.com

ディレカ（活水器）
株式会社 TAMURA　03-6262-1467
https://tamuraworld.com

バイオソープ
rata kitchen　https://www.rata.bio

乾物・加工品

こんにゃく

海　藻

豆・豆製品

大豆肉・グルテンミート

索引

玄　米

雑　穀

野　菜

あとがき

私がマクロビオティックに惹かれたのは、創始者である桜沢如一の考え方、生き方に惹かれたからでした。本書にも書きましたが、同じような食事にしてみたらどうなるのだろうという興味からマクロビオティックを実践したことがはじまりです。実際にやってみて驚いたのは、体が楽になり思考がクリアになったことでした。体の環境作りには時間がかかりますが、何年もかかって作り上げた体環境も、いろいろなものを食べたり飲んだりすることで、思考は鈍り、体も重くなり、クリアさは失われてしまいます。体も地球環境も同じなのです。

体というのは本来、実に柔軟で、さまざまなことを受け入れ、それを完全調和させることができます。この調和をいつまでも保てるように、ご紹介したマクロビオティックレシピが少しでもお役に立てば嬉しいです。

現在はさまざまな食事法が氾濫し、お互いにどちらが良く、どちらかが悪いというふうに、己の正しさを主張して、他は間違っているという結論めいた考え方が多いように思いますが、正しさはその人の中にしか存在しないものです。

マクロビオティックを一直線にやり続けたことで得たものは計り知れなく、正しいとか間違っているという判断を超えたところに求めている答えはありました。これは継続した人にしかわからない領域かもしれません。

前著「直感のレシピ」は、本来、料理レシピ本の予定で書きはじめたものですが、マクロビオティックライフを探し求めて経験してきた数々のエピソードのほうが面白いということで、途中からエッセイとして刊行することになりました。今回はとうとう念願だったマクロビオティックのレシピ集を出すことができました。お話をいただいた時は長年の慣れ親しんだ世界を描くのだから簡単だと考えておりましたが、二十数年の軌跡をまとめるのには三年もの月日を費やすことになってしまい、その間に還暦も迎え、お陰様で人生の節目の本となりました。

この場をお借りして、私の料理教室に通ってくださった生徒さんたちに深く深く感謝を申し上げます。みなさんがラタを求めてくださったおかげで、私は料理教室を続けることができました。

そして好奇心と食への探究に、前に進み続ける指針となっていた私の師、故・田中愛子先生に、やっとマクロビオティックの本を出すことができましたと、報告ができます。先生の思うような本とは少し違ってしまったかもしれませんが、夢で約束したことは果たせたでしょうか。

このような望外な機会を与えてくださいました東京創作出版の永島静さんには、言葉では伝えられない感謝で一杯です。いつもサポートして入念にレシピのチェックをしていただきました。この場をお借りして厚く御礼を申し上げます。

最後に。この本を未来に生きる、愛する孫たちに捧げます。

二〇二四年三月、鎌倉にて

原田ちほ

著者紹介
原田　ちほ

1963年札幌に生まれる。北海道女子短期大学卒業、桑沢デザイン研究所で学び、広告デザイナーとして活動の後、結婚・出産、田舎暮らしを経て札幌に帰郷。リマ・クッキングスクールにてマクロビオティックを学び、その後田中愛子氏に師事。札幌にてマクロビオティック料理教室を主宰する（1997～2020）。現在は鎌倉在住。

著書に「直感のレシピ」（東京創作出版）

◇本書のレシピ動画を YouTube で順次公開しています
macrobiotics rata「ラタ＊マクロビオティック」
https://www.youtube.com/@macrobioticsrata

私のマクロビオティックライフ
体と心が自由になる食事

2024年3月3日　発行

著　者　原田ちほ
発行人　永島　静
発行所　東京創作出版
〒271-0082 千葉県松戸市二十世紀が丘戸山町53-1
Tel：Fax 047-391-3685 https://www.sosaku.info/
印刷製本　シナノパブリッシングプレス

落丁・乱丁本はお取り替えします。
ISBN978-4-903927-39-8 C2077